目で見てわかる 最新 介護術

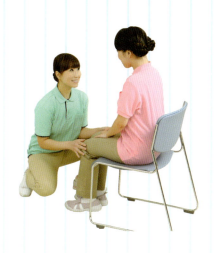

成美堂出版

はじめに

介護をしている家族介護者の皆さんへ

　日々の介護にたいへんご苦労されていることと思います。介護を続けていくためには、まず、ご自身の心身の健康を大切にされることです。本書では、介護者の負担を軽減する介助方法を解説するとともに、介護をするうえで役に立つ知識も併せて紹介しています。日々の介護の参考にしてください。

介護を職業としている皆さんへ

　介護の現場では、さまざまな介助方法を実践されていることと思いますが、いつの間にか自己流になっていたり、どうしてこの方法で介助するのか、その根拠が見えなくなったりしていないでしょうか。どの方法にも、よい点もあれば改善する点もあると思います。基本に立ち返り、ご自身の介護技術（介助方法）の見直しをする機会として、さらに、本書をヒントに新たな介護技術を生み出すなど、創造的かつ発展的にご活用いただければ幸いです。

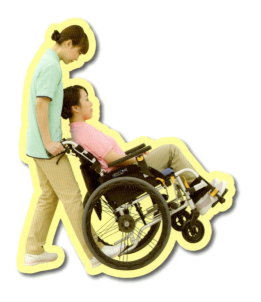
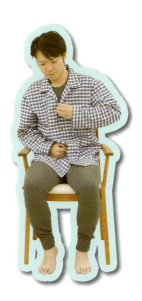

介護の仕事につくために勉強をしている皆さんへ

　介護福祉士の養成施設などで勉強中の方、初任者研修や実務者研修を受講中の方は「生活支援技術」という科目で、介助の方法を学んでいると思います。今は、基本を身につける大切な段階です。基本をしっかりと身につければ応用が利くようになります。本書は授業のサブテキストとしてもご活用いただけます。

——そして、介護と向き合っているすべての皆さんへ

　超高齢社会となった日本では、介護を必要としている人が増えています。
　「介護」とは、介護を必要とする人の健康や安全を守りながら、その人の望む暮らしや生き方ができるように支援することであり、さらには人生の最期を穏やかに迎えられるようにすることであると考えられます。
　本書は、その中でも、日々の生活を成り立たせるために必要となる、さまざまな生活場面での介助方法についてわかりやすく解説しています。
　介助方法を紹介するにあたっては、
①**介護を必要とする方の安全・安楽を常に意識すること**
②**介護を必要とする方の自立を支援すること**
③**介護者の安全も守ること**
この3点をとくに大切にしています。

　この本が、介護と向き合っている皆さんの一助となれば幸いです。

北田 信一

目次　CONTENTS

PART1　介護技術の基本 ……… 9

1　介護者と利用者の安全・安楽を守る ……… 10
　　介護者の姿勢を安定させる ……… 10
　　体のメカニズムを活用する ……… 14

2　利用者の力を引き出す ……… 18
　　利用者・介護者が協力し合う介護を目指す ……… 18

介護術プラス　認知症高齢者の介護の留意点 ……… 22

PART2　移動・移乗の介護 ……… 23

1　移動・移乗の介助の心構え ……… 24
　　基礎知識　人間の基本姿勢を知る ……… 24

2　寝ている姿勢を変える ……… 26
　　基本の動き　片ひざを立てて横向きになる ……… 26
　　全介助　両ひざを立てて横向きにさせる ……… 28
　　全介助　振り子のように振って水平に移動させる ……… 30
　　全介助　肩・腰の順にずらして水平に移動させる ……… 32
　　全介助　体を抱えて枕の上に引き上げる ……… 34

3　起き上がる ……… 36
　　基本の動き　起き上がってベッドの端に座る ……… 36
　　全介助　起き上がらせてベッドの端に座らせる ……… 38
　　基本の動き　起き上がって足を伸ばして座る ……… 40
　　全介助　起き上がらせて足を伸ばして座らせる ……… 42

4　寝る ……… 44
　　基本の動き　ベッドの端から仰向けになる ……… 44
　　全介助　ベッドの端から仰向けにさせる ……… 46

5　立ち上がる ……… 48
　　基本の動き　おじぎをしていすから立ち上がる ……… 48
　　全介助　横から支えて立ち上がらせる ……… 50
　　全介助　体を抱えて立ち上がらせる ……… 52

6　座る ……… 54
　　基本の動き　おじぎをしていすに座る ……… 54
　　全介助　正面から抱えて座らせる ……… 56

7 歩く ……………………………………………………………………… 58
  基本の動き バランスをとりながら前に進む ……………………………… 58
  全　介　助 横から支えて一緒に歩く ……………………………………… 59
  全　介　助 正面から手を引いて歩く ……………………………………… 60
  全　介　助 肩と腰を支えて階段を上る・下りる ………………………… 62
  杖の使い方 杖をついてひとりで歩く ……………………………………… 64
  杖の使い方 杖歩行を介助して歩く ………………………………………… 66

8 車いすの移乗 ……………………………………………………… 68
  基礎知識 名称を覚えて動作確認をする ………………………………… 68
  基本の動き ベッドから車いすへ移る ……………………………………… 70
  全　介　助 体を抱えて車いすに移乗させる ……………………………… 72
  全　介　助 トランスファーボードで移乗させる ………………………… 74
  基本の動き 車いすから自動車へ乗り移る ………………………………… 76
  全　介　助 車いすから自動車へ移乗させる ……………………………… 78

9 車いすでの移動 …………………………………………………… 80
  基礎知識 車いすの基本操作を身につける ………………………………… 80
  全　介　助 いろいろな場所での移動を介助する ………………………… 82

●移動・移乗の介護に役立つ福祉用具 ……………………………………… 88

PART3　食事の介護 …………………………………………… 91

1 食事の介助の心構え ……………………………………………… 92
  基礎知識 口からものを食べることの意義を考える ……………………… 92

2 食事のときの姿勢と介助 ……………………………………… 96
  基本の動き 食卓について食事を摂る ……………………………………… 96
  全　介　助 横に座って食事の介助をする ………………………………… 98

●食事の介護に役立つ福祉用具 ………… 100

PART4 排泄の介護 …… 101

1 排泄の介助の心構え …… 102
- 基礎知識　排泄のしくみを理解する …… 102

2 排泄の介助 …… 106
- 全 介 助　トイレでの排泄を介助する …… 106
- 全 介 助　ポータブルトイレでの排泄を介助する …… 110
- 全 介 助　尿器・便器での排泄を介助する …… 114
- 全 介 助　おむつ・尿取りパッドをあてる …… 116

3 陰部の洗浄 …… 118
- 全 介 助　おむつ交換のときに陰部洗浄を行う …… 118

4 便秘を解消する介護技術 …… 120
- 基礎知識　便秘を防ぐ生活習慣を知る …… 120

●排泄の介護に役立つ福祉用具 …… 122

介護術プラス　高齢者の脱水を防ぐために …… 124

PART5 入浴の介護と身体清潔 …… 125

1 入浴の介助の心構えと準備 …… 126
- 基礎知識　安全・安楽に入浴するために準備する …… 126

2 入浴の介助 …… 128
- 基本の動き　ひとりで浴槽に出入りする …… 128
- 全 介 助　浴槽に入るのを介助する …… 130
- 全 介 助　浴槽から出るのを介助する …… 132

3 清拭と部分浴の介助 …… 134
- 基礎知識　身体清潔の目的を知る …… 134
- 全 介 助　ベッドに寝たまま体を拭く【全身清拭】…… 136
- 全 介 助　ベッドに座ったまま手を洗う【手浴】…… 138
- 全 介 助　ベッドに座ったまま足を洗う【足浴】…… 140
- 全 介 助　ベッドに寝たまま髪を洗う【洗髪】…… 142

4 整容の介護 …… 144
- 全 介 助　身だしなみにも心を配る …… 144
- 全 介 助　口腔ケアの介助をする …… 146

●入浴と清拭の介護に役立つ福祉用具 …… 148

PART6 着替えの介護 … 151

1 着替えの介助の心構え … 152
基礎知識　着替えの意味と着脱方法を知る … 152

2 上着の着脱 … 154
基本の動き　ひとりで上着を着る・脱ぐ … 154
全　介　助　前開きシャツの着脱を介助する … 156
全　介　助　丸首シャツの着脱を介助する … 160

3 ズボンの着脱 … 162
基本の動き　ひとりでズボンをはく・脱ぐ … 162
全　介　助　ズボンの着脱を介助する … 164

介護術プラス　ロコモティブシンドロームの予防のために … 168

PART7 感染予防と緊急処置 … 169

1 標準予防策の実施 … 170
正しい手指消毒（手洗い）とマスクの着用 … 170

2 バイタルサインの測定 … 174
利用者の状態を正確に把握する … 174

3 誤嚥・窒息の対応 … 176
のどに詰まった異物を取り除く … 176

4 救命措置 … 178
心肺蘇生法を施すまでの流れ … 178

介護術プラス　骨粗しょう症の予防のカギ … 180

PART8 介護職員としての心構え … 181

1 ICF（国際生活機能分類）を活用した介護 … 182
生活機能の向上を目指す … 182

2 利用者の安全・安楽を守る … 184
利用者に苦痛を与えない … 184

3 介護者の安全を確保する … 186
身体面と精神面の安全管理 … 186

4 コミュニケーションとしての声かけ … 190
利用者と良好な関係を築くために … 190

本書の使い方

この本では、介護を行う際に知っておいてほしい基礎知識や心構えとともに、具体的な介護技術（介助方法）を紹介しています。介護技術の手順は、写真やイラストを使ってわかりやすく解説しています。ここでは、その見方を説明しておきましょう。

基礎知識：目的別の介助の基本的な知識や心構え・準備などを解説。

基本の動き：ボディメカニクスに則った自然な動きを手順にそって解説。

全介助：利用者を介助する際の介助方法を手順にそって解説。

手順
具体的な介助方法を介護者と利用者に分けて説明

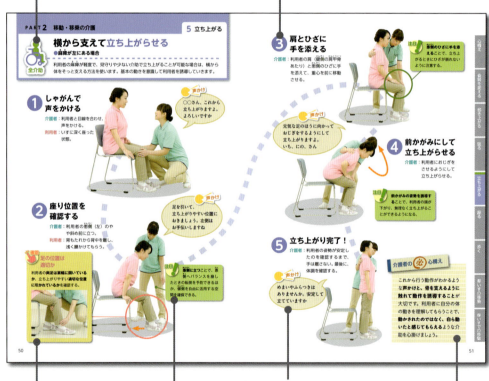

介助の際に、忘れずに確認してほしいことを提示

利用者に対して行う声かけを具体的なセリフにして紹介

介助動作のポイントや注意点、見えにくい場所の動作などを提示

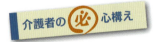
介護者として心掛けてほしいことや大切にしてほしいことなどをアドバイス

本書は、介護の現場で実践されている介護技術を中心に紹介しており、介護する人を「**介護者**」、介護される人を「**利用者**」と呼んでいます。

PART 1

介護技術の基本

介護者と利用者の安全・安楽を守るために、知っておくべき介護技術の基本を学んでいきます。利用者の力をうまく活用し、介護者・利用者の双方にとって負担のかからない介護技術を身につけていきましょう。

1 介護者と利用者の安全・安楽を守る

PART1 介護技術の基本

▶ 介護者の姿勢を安定させる

介護者と利用者の安全・安楽を守るためには、介助するときの介護者の姿勢を安定させることが何より大切です。まずは、正しい姿勢づくりを学んでいきます。

要点整理 支持基底面、重心の位置を意識する

利用者の介助をする際には、介護者自身の姿勢を安定させることが大事です。無理なく力を出すことのできる姿勢を確保するためには、次の3つがポイントとなります。

- 原則❶ 支持基底面を広くする
- 原則❷ 重心の位置を常に意識する
- 原則❸ 重心を低くする

原則❶ 支持基底面を広くする

支持基底面とは介護者の姿勢を支持する際の基盤となる面のことで、通常、両足によってつくられる面のことをいいます。介護では、この支持基底面を広くとるようにすることで安定した姿勢を確保します。

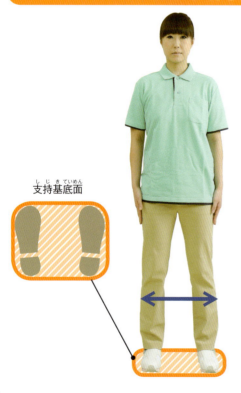

支持基底面

足を左右に開いて支持基底面を広くする

足を横に開いて立つことで支持基底面が左右に大きくなる。
➡ 左右の重心移動に対して安定する。

体感してみよう！ 足の幅を変えると支持基底面はどう変化する？

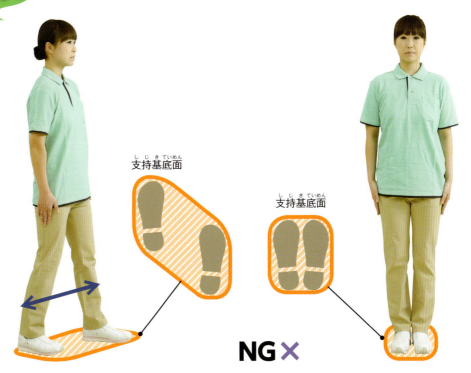

足を前後に開く
支持基底面は前後に広がり安定する

足を前後に開いて立つことで支持基底面が前後に大きくなる。
➡ 前後の重心移動に対して安定する。

NG✖ 足をそろえて立つ

足をそろえた「気をつけ」の姿勢では両足がぴったりくっついているため、支持基底面は両足の裏の面積分しかない。
➡ 立位を保持することはできるが、外から力が加わるとバランスを崩しやすい。

介護者の必心構え

力任せの介護は、介護者の負担を大きくするだけでなく利用者にとっても気持ちのよいものではありません。介護者は、**利用者が次にどの方向に動いていくかを予測しながら、必要な支持基底面を確保**します。安定して力を発揮できる姿勢をしっかり身につけ、日頃の介助にいかしてください。

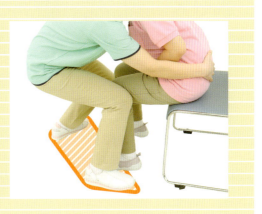

原則❷ 重心の位置を常に意識する

私たちの体の重心は体の中心部、高さでいうと腰のあたりにあります。この重心から真下に引いた線を重心線といい、重心線が支持基底面の中にあれば、姿勢は安定し崩れにくくなります。重心の位置と、そこから延びる重心線が支持基底面の中にあるかどうかを常に意識しましょう。

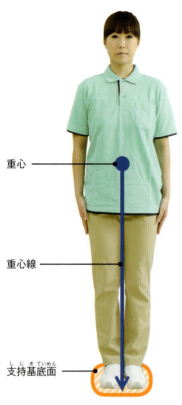

重心 / 重心線 / 支持基底面

重心線と支持基底面の位置関係を把握する

重心線を前から見ると、体の中心を通り、両足がつくる支持基底面の中心を通っている。
➡ 姿勢は安定している。

体感してみよう！ 重心線が支持基底面から外れると、体のバランスはどうなる？

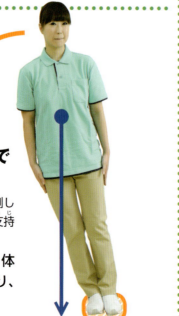

NG✗
「気をつけ」の姿勢で真横に倒れる

足をそろえたまま体を横に倒していくと、重心線が早くに支持基底面から外れてしまう。
➡ 体はバランスを崩し体勢を維持できなくなり、横に倒れてしまう。

介護者の必心構え

介助で同じ姿勢が続くことは少なく、常に変化します。そのため、介助の際の動き、とくに**「重心移動に合わせて」支持基底面も変化させること**が重要となります。足をどの位置におけば安定するかを考えて行動しましょう。

原則❸ 重心を低くする

重心は高い位置にあるよりも低い位置にあるほうが安定します。しかし、重心を低くするときも、支持基底面から重心線が外れてしまっては意味がありません。しっかりと支持基底面を確保しながら重心を低くすることを意識しましょう。

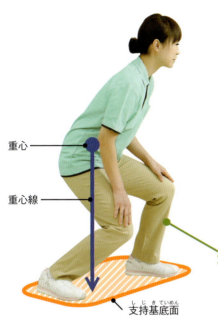

前後左右に足を開いて腰を落とす

重心を低くするときには、前後左右に足を開いて支持基底面を広くとり、その中に重心線が通るようにして、ひざを曲げて腰を落とす。

➡重心の移動可能な範囲が広くなり、安定する。

注目 利用者の体を移動する介助においては、**もっともよく使われる体勢**。基本姿勢として覚えておくとよい。

体感してみよう！ 足をそろえたままでも、重心を低くすれば安定する？

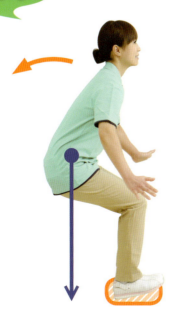

NG✕
足をそろえたまま腰を落とす

足をそろえたままで腰を後ろに引いてしまうと、支持基底面が狭く重心線が外れてしまう。重心を低くするだけでなく、足を前後に開くなどして支持基底面を広くしておくことが大切。

➡バランスが崩れて後ろに倒れてしまう。

PART 1 介護技術の基本　　1 介護者と利用者の安全・安楽を守る

▶ 体のメカニズムを活用する

介護では、利用者の移動や体位変換を介助することが求められます。介護者の姿勢を安定させたうえで、利用者に対してどのようにアプローチすればよいかを学んでいきましょう。

安全に介助するための基本原則とは？

利用者・介護者双方にとって安全な介助を実現するために覚えておきたい基本原則は大きく4つにまとめられます。体のメカニズムや物理の法則がベースとなっています。

- 原則❶　重心を近づける
- 原則❷　体を小さくまとめる
- 原則❸　体のメカニズムを理解して活用する
- 原則❹　物理の法則などを活用する

原則❶　重心を近づける

何かを持ち上げたり、移動させたりするときには、移動するもの（対象物）にできるだけ近づくようにします。対象の重心と自分の重心を近づけることによって、より安定して移動させることができます。これは、利用者の体位変換などの移動介助を行うときにも応用できます。

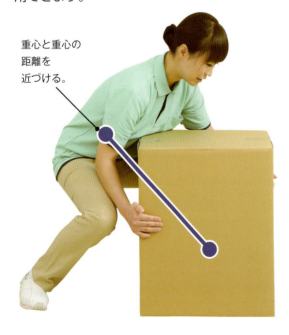

重心と重心の距離を近づける。

安定したよい姿勢
対象物との距離が近く重心の位置も合っている

足を大きく開いて支持基底面（しじきていめん）を広くとり、ひざを曲げて腰を落とすことで重心を低くする。そのうえで対象物にできるかぎり近づく。

➡ 無駄な力を使うことなく、安定して対象物を持ち上げたり移動させたりできる。

体感してみよう！　対象物から離れた状況で持ち上げてみよう

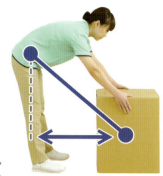

NG ✗
対象物との距離が離れ重心の高さもずれている

ひじもひざも伸びたままで対象物をつかむ。
➡ 力が入らず、持ち上げることも移動することも難しい。

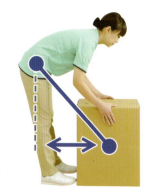

NG ✗
対象物との距離は近いが重心の高さがずれている

ひざを伸ばした中腰姿勢のまま対象物をつかむ。
➡ このまま持ち上げようとすると、腰に大きな負担がかかる。

原則❷　体を小さくまとめる

　体位変換など、利用者の体を移動する介助を行うときは、できるだけ利用者が小さくなるように四肢（手足）の位置を整えます。接地面を狭くすることで摩擦抵抗が少なくなり、少ない力で動かせるようになります。

● 仰向けに寝ている場合

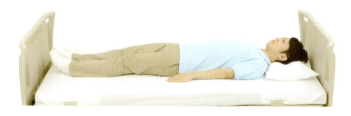

接地面が広いと大きな力が必要

腕や足が伸びたままだとベッドとの接地面が広く、摩擦抵抗が大きくなり動かしにくい。
➡ 大きな力が必要となる。

● 手足を折りたたむ場合

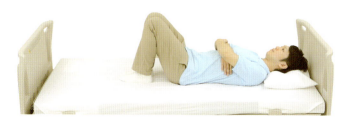

接地面を小さくすると動かしやすくなる

腕は胸のところで組み、ひざは曲げてできるだけ高くなるように手足の位置を整えると、接地面が狭くなり摩擦が小さくなる。
➡ わずかな力でも動かせる。

原則❸ 体のメカニズムを理解して活用する

利用者の体を動かす介助をする場合、人間の体（とくに姿勢や移動に関係する骨や関節、筋肉など）のメカニズムを理解し、活用することも大切です。

ここでは、仰向けから横に向くという体位変換を行う際に知っておきたい「骨盤→背骨→肩甲骨はつながっていて連動する」というメカニズムを例に説明していきます。

体感してみよう！　「骨盤→背骨→肩甲骨」の連動を確かめてみよう

❶ ひざを手前に倒す

利用者の体は小さくまとめておく。▶【原則❷】

介護者は利用者のひざと肩に軽く手を添え、まず、ひざを手前に倒す（❶）。すると骨盤、肩の順に自然に回転する（❷）。

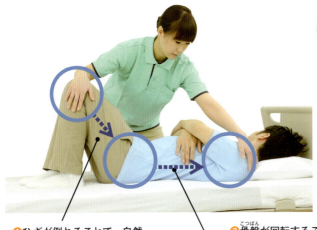

❶ひざが倒れることで、自然に骨盤が回転し始める。

❷骨盤が回転することで、それにつながる背骨が回転し、肩が回転を始める。

❷ 肩を手前に引き寄せる

肩が回転を始めたら、肩甲骨を手前に引き寄せる。すると、上半身の回転が完了する。

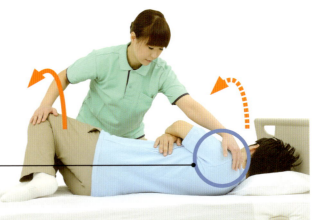

肩甲骨をつかんで引き寄せることで、肩全体がしっかり回転する。

原則❹ 物理の法則などを活用する

　利用者を移動する際に、「てこの原理」「トルクの原理」といった物理の法則を活用することでも介護者・利用者双方の負担を軽減します。ここでは、トルクの原理の応用を紹介します。

　トルクの原理とは、簡単にいえばドアノブと蝶番（回転軸）の関係で、両方の距離が遠いほど少ない力でドアを開けられる（物体を回転させられる）というものです。

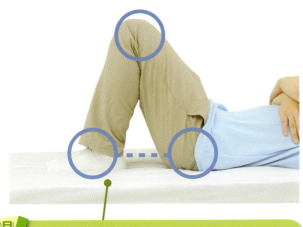

かかととお尻を近づけ、ひざは高く立てる

かかととお尻をできるだけ近づけて、ひざが高くなるようにすると、両方の距離が遠くなり、より少ない力でひざを倒すことができる。

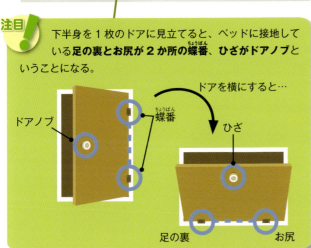

注目　下半身を1枚のドアに見立てると、ベッドに接地している**足の裏とお尻が2か所の蝶番**、**ひざがドアノブ**ということになる。

足の裏とお尻を軸に回転させる

「ひざの外側に手を添えて、手前に倒す」という動作は、ドアノブを引いてドアを開けるときと同じ回転動作。

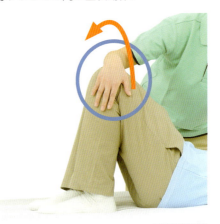

ボディメカニクスを活用した介護とは？

　人間の運動は、**骨や関節、筋肉、神経が相互に関係し合って**成り立っています。この関係を「ボディメカニクス」といいます。ボディメカニクスを理解すれば、少ない力で介助ができ、介護者の疲労や腰痛を防ぐなど介護者の負担を軽減できます。また、利用者の安全や安楽を保つこともできます。

　介護の世界では、この理論に物理の法則なども併せて活用し、より負担の少ない介護を実践することを**「ボディメカニクスの活用」**といっています。

2 利用者の力を引き出す

PART 1　介護技術の基本

▶ 利用者・介護者が協力し合う介護を目指す

「自立支援」は、介護の大切な役割です。日頃の介護でも常に自立に向けた支援が求められています。ここでは「声かけの重要性」「基本の動きの活用」などについて説明します。

声かけの重要性と基本の動きの活用

利用者の自立を支援するためには、「できることは自分でしていただく」また「できることが増えるようにする」という姿勢で介助することが基本となります。具体的には、次の3つの点を徹底するよう心掛けましょう。

- **心掛け❶　介助のときには声かけをする**
- **心掛け❷　利用者の持っている力をいかす**
- **心掛け❸　基本の動きを活用する**

心掛け❶　介助のときには声かけをする

これから行う介助について、きちんと説明し同意を得ることで、利用者と介護者の協力態勢をつくります。利用者はこれから何をされるのかがわかって安心しますし、どういう動きをすればよいのかを理解したうえで行動するので自発的に動けるようになります。

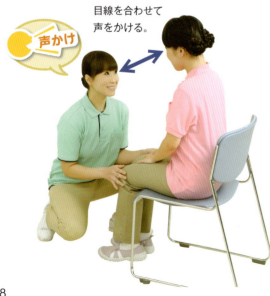

目線を合わせて声をかける。

タイミングに合った適当な声かけをする

介助を始める前に
…これから行う介助の目的を伝えて同意を得る。
「これから○○しようと思いますが、よろしいですか」

介助の最中に
…細かな動作について具体的に伝える。
「少し前に出ていただきますね」
「私の肩につかまってください」

介助完了のときに
…利用者の状態を確認する。
「大丈夫でしたか」
「ご気分は悪くないですか」

心掛け❷ 利用者の持っている力をいかす

利用者には持っている力がたくさんあります。このもともと持っている力をいかして生活できるように支援することが、介護者には求められます。

たとえば、右の手足に麻痺のある人（右片麻痺）がいるとします。たしかに介助は必要ですが、利用者本人が左の手足を上手に活用することができれば、右の手足でできなくなったことを補うこともできるかもしれません。不自由となった右の手足の代わりに左の手足を使う、これが「持っている力をいかす」ということです。

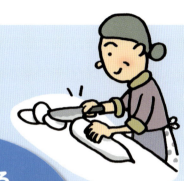

利用者の潜在的に**持っている力を発見し**、活用してもらえるように支援します。

たとえば、「認知症だから包丁を使うことなんてできるわけない」と思われていた人が、適切な支援を受けることで、自ら包丁を使って料理ができるようになるといった事例はよくあることです。

持っている力を
- 発見する
- 維持する
- 増やす

リハビリなどの訓練によって、その人の**持っている力を増やし**、日常生活の中でできることを増やしていきます。また、ひとつのことに対していろいろなやり方を身につけることで、さらなる自立を促します。

たとえば、「トイレで排泄できるようになる」ことを目指す場合、自宅と外出先のトイレでは便座の向き、手すりの有無など環境も使い勝手も違うことが考えられます。さまざまなケースを想定し、対応できるように準備しておくことで、行動範囲が広がります。

介護には、**もともと持っている力やリハビリなどによって増やした力を維持する**ことも求められます。

とくに高齢者は、加齢によってあらゆる機能が低下していきます。持っている力が低下しないよう、積極的に働きかけていくということも重要です。

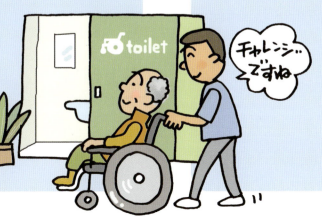

心掛け❸ 基本の動きを活用する

　人はある動作をするときに、体のメカニズムにそって決まった動きをします。この動きを「基本の動き」と呼ぶこととします。基本の動きを理解して介助することで、利用者・介護者双方の体にかかる負担を軽減していくことができるだけでなく、利用者の自立支援にもつながります。

　基本の動きを活用した具体的な介助の方法は、各項目で説明しますが、ここでは「立ち上がる」「寝返り」を例に基本の動きについて学んでいきましょう。一連の動作を分解して見ていきます。

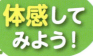
ひとりで「基本の動き」を行ってみよう

立ち上がる
いったんおじぎをするような体勢をとることを意識しながら動いてみよう。

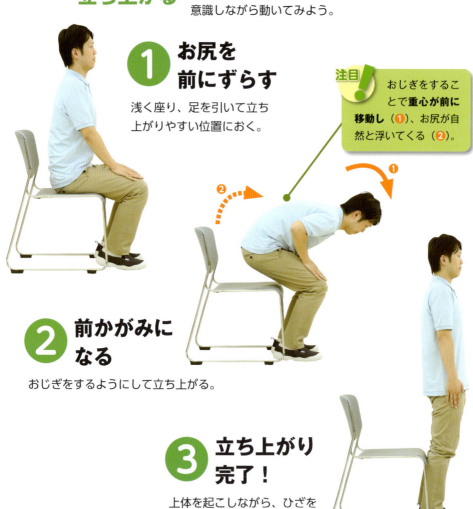

❶ お尻を前にずらす
浅く座り、足を引いて立ち上がりやすい位置におく。

注目！ おじぎをすることで**重心が前に移動し**（❶）、お尻が自然と浮いてくる（❷）。

❷ 前かがみになる
おじぎをするようにして立ち上がる。

❸ 立ち上がり完了！
上体を起こしながら、ひざを伸ばしていく。

体感してみよう！ 寝返り

最初にひざを倒すことで骨盤、上半身と順に体が回転することを感じながら動いてみよう。

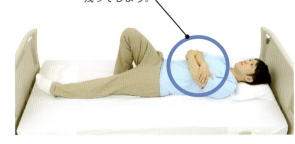

腕をベッドにおいたままだと、回転して向きを変えるときに腕が重くて残ってしまう。

① 片方のひざを立てる

腕を胸の上で組み、片方のひざ（寝返りを打ちたい方向と逆側）を立てる。

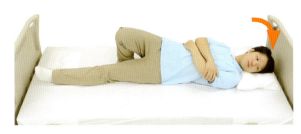

② 寝返りしたい方向に顔を向ける

人は方向転換するときに、先に顔をそちらに向けることで意識が高まり、体がその方向に向こうとする。

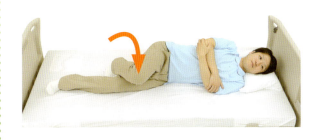

③ 立てたひざを倒す

立てたひざを向きたい方向に倒すようにして体を回転させる。ひざを倒し骨盤が回転すれば、自然に上半身もついてくる。

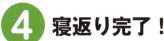

④ 寝返り完了！

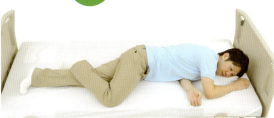

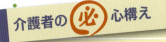

介護者の必心構え

このようにいくつかの動作が連続して行われてひとつの目的ある活動が完成します。**「基本の動き」にそった動作ができるように利用者を介助することで**、利用者自身がそれぞれの動作を再習得し、自分でできる活動が増えることにつながります。**自立を促す介助**を心掛けましょう。

認知症高齢者の介護の留意点

　認知症高齢者は、記銘力障害（新しいことを覚えられなくなる）や見当識障害（現在の日付や時刻、場所などがわからなくなる）からくる混乱や不安、できることを失っていくことによる自信の喪失、日常生活の困難さ、他者との関係や社会との関わりの喪失などの課題を抱えています。

　認知症となり、混乱したり不安になったりしている気持ちに寄り添いながら、**その人の個性（性格、こだわり、価値観）を理解する**努力を続け、**その人の持っている力を引き出し**（隠れてしまっている力がたくさんあります）、できることは自分でしていただくなどして、失ってしまった自信を取り戻してもらうことが認知症ケアの基本です。

　また、認知症高齢者のケアでは、**五感「視覚、聴覚、嗅覚、味覚、触覚」に刺激を与えることがよい**といわれています。たとえば、私のホームでは夏に「浴衣を楽しむ会」を催して、季節を五感で感じてもらっています。

■「浴衣を楽しむ会」による五感への刺激

- **視覚**…よしず、うちわなど夏らしい小物をそろえる
- **聴覚**…風鈴の音
- **嗅覚**…蚊取り線香の香り
- **味覚**…スイカやところてん
- **触覚**…浴衣の肌触り

そもそも「認知症」とは？

　認知症は、脳の機能に影響を及ぼす疾患が原因で、知的機能の低下が引き起こされている状態をいいます。

　原因となる病気や脳の萎縮の部位によって「脳血管性認知症」「アルツハイマー型認知症」「レビー小体型認知症」「前頭側頭型認知症」などに分類され、症状は、「中核症状」と「心理症状・行動症状（BPSD）」があります。

●**中核症状**
　記銘力障害、記憶障害、見当識障害、実行機能障害、理解・判断力の低下、失語、失行、失認など。

●**心理症状・行動症状（BPSD）**
　中核症状やその人を取り巻く環境、受けているケアなどの影響により現れる。不安、抑うつ、妄想、徘徊、異食、攻撃的言動など。

PART 2

移動・移乗の介護

介護において、利用者の移動や移乗はさまざまな場面で必要となります。ベッドの上での体位変換をはじめ、立ったり、座ったりする際の介助、歩行の介助、車いすでの介助の方法など、具体的なやり方を学んでいきます。

1 移動・移乗の介助の心構え

PART2　移動・移乗の介護

人間の基本姿勢を知る

利用者の日常生活を支援するには、姿勢を変えたり、移動をしたりするための介助が必要となります。まずは、人間の基本姿勢について学んでいきましょう。

要点整理　「立つ」「座る」「寝る」と姿勢を変えながら生活する

人間はいつもさまざまな姿勢をとって生きています。姿勢のことを体位ともいい、姿勢を変えることを「体位変換」ともいいます。人間のもっとも基本となる姿勢は大きく3つに分けられます。ここでは、その違いをおさえておきましょう。

- 立つ（立位）　・座る（座位）　・寝る（臥位）

立位

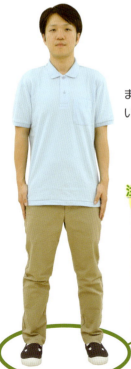

まっすぐに立っている姿勢。

注目！　足幅によって安定性は変わる。たとえば両足をそろえた「気をつけ」の姿勢の場合、**支持基底面が狭く、不安定な姿勢となる**（→P.11参照）。

座位

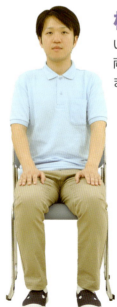

椅座位
いすに座っている姿勢。両足が床につき、骨盤がまっすぐに立っている。

■座位のバリエーション

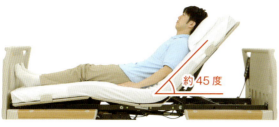

ファーラー位（半座位）
ベッドの角度を45度ほど上げた姿勢。半座位ともいう。ベッド上で食事をとるときなどに使われる安定した姿勢。

約45度

セミファーラー位
ベッドの角度を30度ほど上げた姿勢。

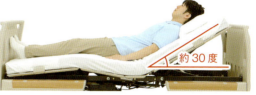

約30度

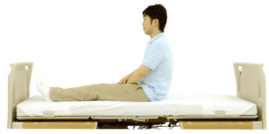

長座位
ベッドや布団、畳の上で、両足を前に投げ出して座る姿勢。

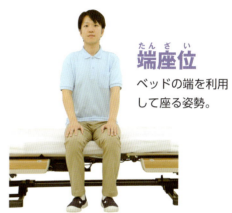

端座位
ベッドの端を利用して座る姿勢。

臥位

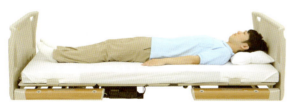

仰臥位
仰向けで寝ている姿勢。
支持基底面が広く安定した姿勢で、睡眠時や安静時にとる姿勢。背臥位ともいう。

腹臥位
腹ばいになって寝ている姿勢。

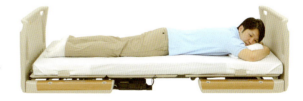

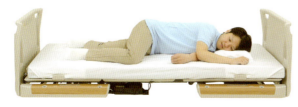

側臥位
横向きになって寝ている姿勢。
右半身が下になっている場合を右側臥位、左半身が下になっている場合を左側臥位という。

PART 2 　移動・移乗の介護

2 寝ている姿勢を変える

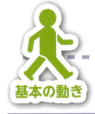

片ひざを立てて横向きになる

基本の動き

仰向け姿勢から横向き姿勢の体位に変わることは、いわゆる「寝返り」といわれる動作です。介護において、寝返りは重要な体位変換のひとつといえます。

3つの連動動作が体の回転を補助する

寝返り動作の基本の動きは、次の3つの連動がポイントとなります。

- 腕を組む　➡ 上になる肩甲骨（肩）を回転しやすくする
- ひざを立てる　➡ 骨盤（腰）を回転しやすくする
- 骨盤を回転させる　➡ 上半身を回転させる

ひざを先に倒すことで骨盤（腰）がまずまわり、背骨を伝わって肩甲骨（肩）が持ち上がり、上半身がまわります。これらの動作は無意識のうちにやっていることが多く、健康な体では省略してしまっていることもあります。一度、自ら意識して動いてみるといいでしょう。

❶ 腕を胸の上で組む

仰向け（仰臥位）のまま腕を胸のあたりで組む。

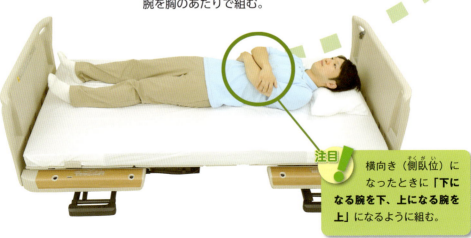

注目　横向き（側臥位）になったときに「下になる腕を下、上になる腕を上」になるように組む。

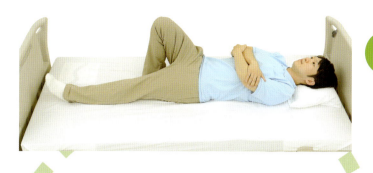

② 片ひざを立てる

横向きになったときに上側にくるほうのひざを立てる。ひざを立てることで骨盤（腰）が回転しやすくなる。

③ 片ひざを倒す

立てた片ひざを倒しながら腰をまわす（❶）。ひざを倒すと自然に骨盤が回転する（❷）。

注目 骨盤がまわるのに合わせて**顔を横に向ける**。体の向きを変えるときは、**顔の向きによって先導する**のが自然な動きの基本。

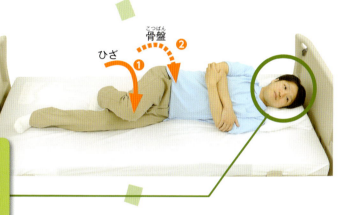

④ 上半身をまわす

骨盤の回転と同時に肩が上がり、上半身が自然にまわる（❸）。

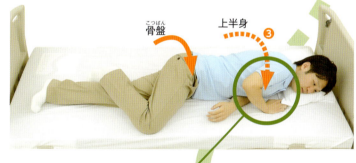

注目 下の肩は、**上側の手で布団を押す**ようにして体を少し浮かし、後方に抜く。

⑤ 横向き姿勢完了！

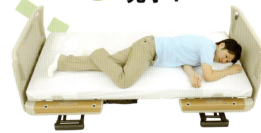

PART 2　移動・移乗の介護

2 寝ている姿勢を変える

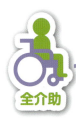
全介助

両ひざを立てて横向きにさせる

横向き姿勢にする体位変換は床ずれの予防や、おむつ交換などさまざまな場面で必要です。基本の動きを活用し、負担の少ない体位変換の方法を身につけましょう。

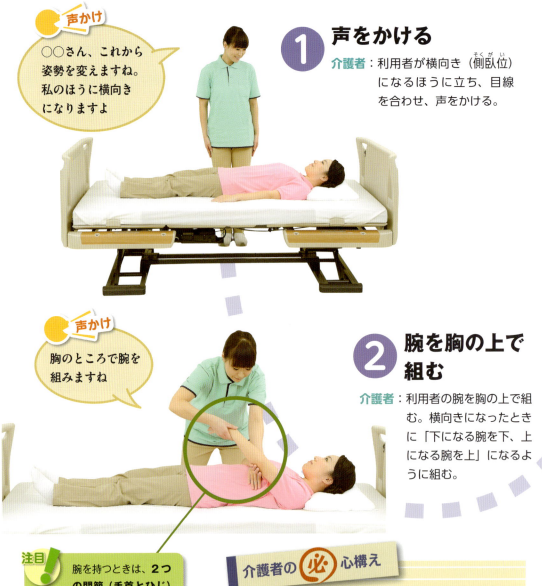

声かけ
○○さん、これから姿勢を変えますね。私のほうに横向きになりますよ

1 声をかける

介護者：利用者が横向き（側臥位）になるほうに立ち、目線を合わせ、声をかける。

声かけ
胸のところで腕を組みますね

2 腕を胸の上で組む

介護者：利用者の腕を胸の上で組む。横向きになったときに「下になる腕を下、上になる腕を上」になるように組む。

注目！ 腕を持つときは、**2つの関節（手首とひじ）を下から支える**ようにして持つことで利用者の関節への負担を軽減できる。

介護者の 必 心構え

基本の動きでは片ひざだけを立てていましたが、利用者を**介助するときは両方のひざ**を立てます。ただし、麻痺があったり、ひざの痛みがあったりするときは片側だけを立てて行う場合もあります。

3 両ひざを立てる

介護者：利用者のひざの裏に両手を入れ、引き上げる。かかとをお尻に近づけ、ひざができるだけ高い位置にくるようにする。

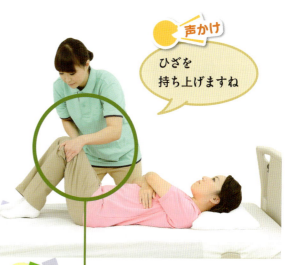

声かけ：ひざを持ち上げますね

注目　介護者は利用者の足もとのほうに体を向けて立つ。利用者のひざを上方向ではなく、**介護者のおへそに向かって引き寄せる**ようにして引き上げる。

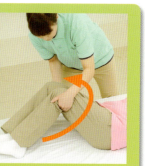

声かけ：私のほうに顔を向けてください

4 体をまわす

介護者：利用者のひざと肩甲骨に手をおいて、ひざから先に手前に倒す。
利用者：動くほうに顔を向けてもらうことで、次の動きを意識させる。

注目　利用者の重心と介護者の重心（互いにおへそのあたり）を合わせた位置に立ち、両足を開いて姿勢を安定させる。

声かけ：横向きになりましたよ。どこかつらいところはありませんか

5 横向き姿勢完了！

介護者：利用者の姿勢が安定するまでは手を離さない。最後に、体調を確認する。

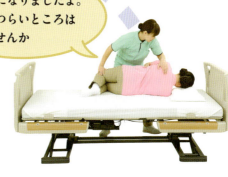

PART 2 移動・移乗の介護

2 寝ている姿勢を変える

振り子のように振って水平に移動させる

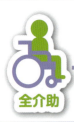
全介助

ベッドの中央からベッドの端に移動してもらうことはよくあります。ここでは、「振り子の原理」を活用することで大きな力を必要とせずに移動させる方法を学びます。

① 声をかける

介護者：利用者を移動させるほうに立って、目線を合わせ、声をかける。

声かけ：○○さん、これから上を向いたまま、私のほうに移動していただきますね

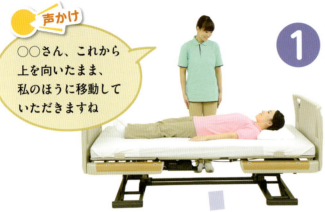

② 腕を胸の上で組む

介護者：利用者の腕を胸の上あたりで組む。

確認　腕を組む順は合っているか

体を水平移動させた後に横向き姿勢（側臥位）をとってもらうときは、あらかじめそのことを想定して**「下になる腕を下、上になる腕を上」**にして組む。

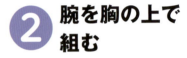

③ 肩の下に手を入れる

介護者：利用者の首の下から腕を差し込み、手のひらで肩甲骨を支える。

注目 利用者の**首から後頭部にあたる部分**を介護者の**ひじの内側あたり**で支える。

声かけ：首の下に腕を入れさせていただきますね

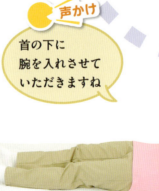
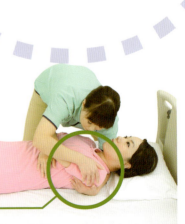

声かけ
上半身を少し持ち上げて、私のほうに動いてもらいますね

④ 上半身を引き寄せる

介護者：ベッドについた腕はまっすぐに立て、利用者の上半身を少し持ち上げて手前に引き寄せる。

ベッドについた腕が支柱となり、下の手を振り子のように振って……上半身を動かす。

注目！ 下の手で利用者の肩甲骨を支えながら、一方、ベッドについた手は利用者の体と平行につくようにして安定させる。

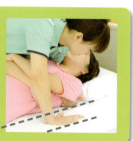

声かけ
お尻もこちらに動かしますね

⑤ 下半身を引き寄せる

介護者：利用者の腰と大腿部（太もも）の下に手を差し込み、手前に引き寄せる。

大腿部の下にある大腿骨を意識してつかむ。

腰の下にある腸骨を意識してつかむ。

注目！ ⑤の動きを横から見てみよう。介護者は、足を横に開き支持基底面を広くとる。**両ひざをベッドにつけ、ここを支点として「てこの原理」を使う。**腕の力ではなく、**腰を落とす**ことで利用者を動かす。

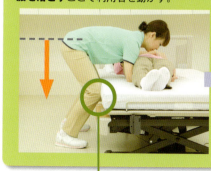

ここを支点とする。　ひざを離さない。

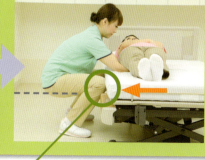

⑥ 水平移動完了！

介護者：利用者の姿勢を整える。最後に、体調を確認する。

PART 2 　移動・移乗の介護

2 寝ている姿勢を変える

肩・腰の順にずらして水平に移動させる

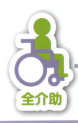

全介助

利用者の体の下に腕を入れることなく水平に移動させることができる方法です。上半身、下半身と分けて移動させていくため、介護者にとっては負担の少ない方法です。

① 声をかけ利用者の腕を組む

「振り子のように振って水平に移動させる」 ❶、❷（→ P.30 参照）と同じ。

② 肩を持って横に起こす

介護者：利用者の肩を両手で支え、水平移動するほうを向くように上半身を横に起こす。

声かけ：いったん私のほうに向くように体を横に起こしてもらいますね

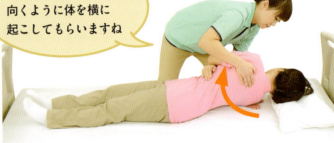

声かけ：クルッとねじれるように体が動きますよ

注目：利用者の**両方の肩甲骨**をつかむようにする。

③ 下側の肩を手前に引く

介護者：しっかり起こしたら、肩甲骨を支えている下の手を手前に引く。

④ 上半身の移動完了

声かけ：上半身が移動できましたね。気持ち悪くなったりしていませんか

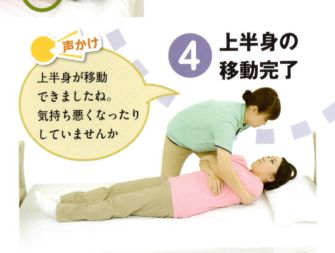

介護者の必心構え

肩、腰とねじれるように動かすため、利用者によっては違和感を覚えたり、気持ち悪く感じたりする場合があります。利用者の麻痺の状態や体調に応じて活用するようにしてください。

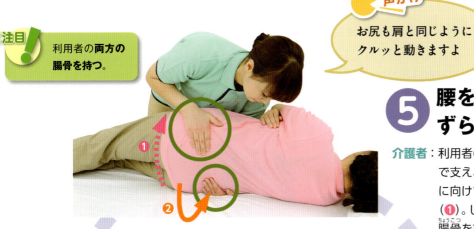

注目 利用者の**両方の腸骨**を持つ。

声かけ お尻も肩と同じようにクルッと動きますよ

5 腰を持ってずらす

介護者：利用者の腰（腸骨<small>ちょうこつ</small>）を両手で支え、水平移動するほうに向けてお尻を横に起こす（❶）。しっかり起こしたら、腸骨を支えている下の手を手前に引く（❷）。

声かけ 移動できましたね。気分は悪くはないですか

6 水平移動完了！

介護者：利用者の姿勢を整える。最後に、体調を確認する。

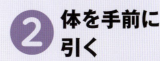

スライディングシートを使う

利用者の体の下に「スライディングシート」を敷き込むことで滑りやすくなり、楽に体を移動させることができるようになります。

1 スライディングシートを敷く

利用者の体を手前に倒し、体の下にスライディングシートを敷き込む。

2 体を手前に引く

利用者の肩甲骨<small>けんこうこつ</small>と骨盤<small>こつばん</small>をしっかり持って手前に引き寄せる。

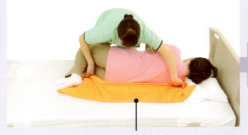

スライディングシート（→P.90参照）

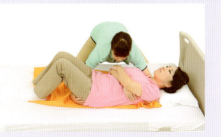

PART2 移動・移乗の介護

2 寝ている姿勢を変える

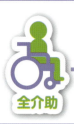
全介助

体を抱えて枕の上に引き上げる

寝ている間に枕から頭がずり落ちて、体が足元のほうにずれてしまうことがあります。利用者の力をうまく利用して負担なく引き上げる方法を身につけましょう。

声かけ
「○○さん、枕のほうに移動しますね。よろしいですか」

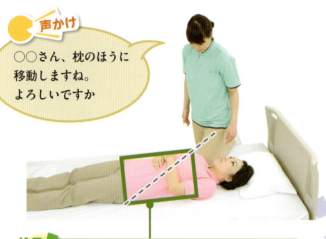

1 片ひざをベッドに乗せる

介護者：利用者に声をかけて同意を得たら、片ひざをベッドに乗せる。
利用者：仰向け（仰臥位（ぎょうがい））のまま、腕を胸の上に乗せておいてもらう。

注目！ 利用者の**上半身を長方形**に見立てて、その**対角線上に介護者の大腿部（太もも）がくる**ようにする。ひざは利用者の肩に触れるぐらい近くにつく。

2 上半身を抱える

介護者：利用者の首の下から手を差し込み、肩甲骨（けんこうこつ）を手のひらで支える。

注目！ もう一方の手は、利用者の**ひじのあたりを体に押しつける**ようにしてつかむ。このとき指をしっかり腕にかける。

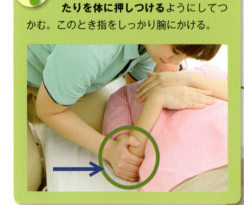

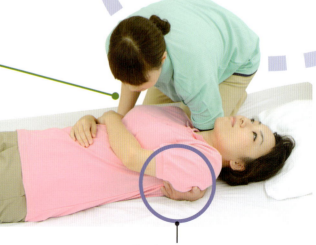

利用者のわきの下に指をかける。

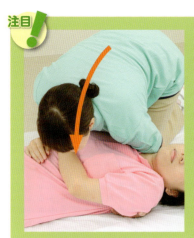
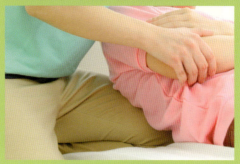

注目！ 介護者は**わきを閉め、いったんおじぎをするよう**にして前傾姿勢になり、そこから体を起こす反動で**対角線にそってひざの上へ引き上げる**。

③ 体を引き上げる

介護者：利用者の上半身をしっかり抱え、介護者のひざの上まで一気に引き上げる。

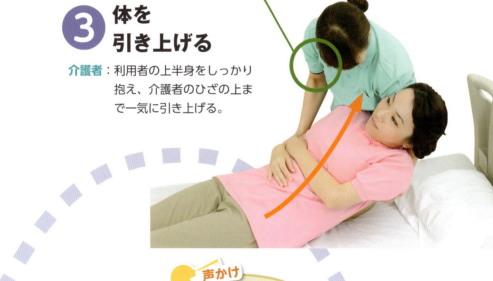

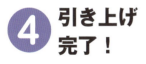

枕の上に戻りましたよ。気分は悪くありませんか

④ 引き上げ完了！

介護者：利用者をひざの上から枕に移して、姿勢を整える。最後に、体調を確認する。

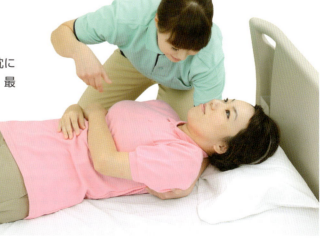

3 起き上がる

PART2 移動・移乗の介護

起き上がってベッドの端に座る
●麻痺が左にある場合

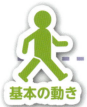
基本の動き

仰向けの姿勢から起き上がり、ベッドの端に座るまでの動作について見ていきます。ここでは、片麻痺がある場合に無理なく起き上がる方法を学びます。

要点整理：横向きになり、足を先に下ろし、腕を支えにする

健康であれば、手足を伸ばした仰向け姿勢（仰臥位）からでも、腹筋などを使って起き上がることは可能です。しかし麻痺があったり、筋力が低下していたりすると、そのまままっすぐ起き上がるのは難しく、次の3つを意識することが重要となります。

- いったん横向き（側臥位）になる
- 先に足をベッドから下ろす
- 健側（麻痺がないほう）の腕を支えに起き上がる

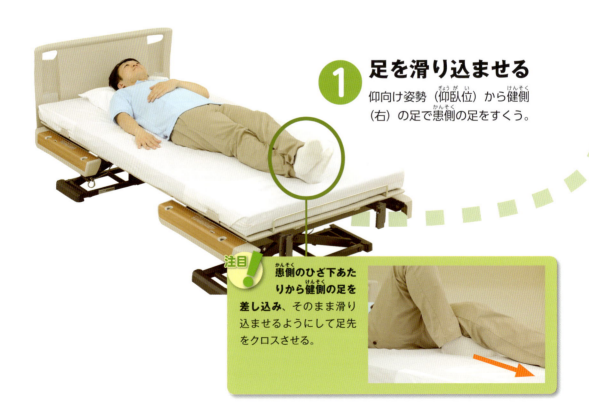

① 足を滑り込ませる
仰向け姿勢（仰臥位）から健側（右）の足で患側の足をすくう。

注目　患側のひざ下あたりから健側の足を差し込み、そのまま滑り込ませるようにして足先をクロスさせる。

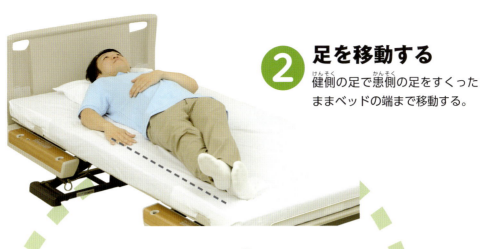

② 足を移動する
健側の足で患側の足をすくったままベッドの端まで移動する。

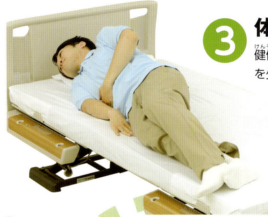

③ 体を横に向ける
健側の足ですくったまま、ひざを少し曲げ、体を横に向ける。

④ 上半身を起こす
両足をベッドから下ろし、ベッドについた健側の腕を使って上半身を起こす。

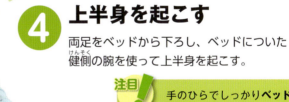

足は自然に下ろす。

注目！ 手のひらでしっかりベッドを押して上半身を起こす。

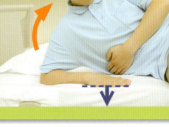

⑤ 端座位完了！
姿勢を安定させる。

PART 2　移動・移乗の介護

3　起き上がる

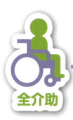
全介助

起き上がらせてベッドの端に座らせる

基本の動きを活用し、利用者・介護者の双方にとって負担の少ない介助を行っていきましょう。利用者に麻痺がある場合、麻痺のないほうを下にして起き上がらせます。

1 声をかける

声かけ：○○さん、体を起こしてベッドの端に座りますよ。よろしいですか

介護者：利用者が足を下ろす側に立ち、目線を合わせ、声をかける。

2 腕を胸の上で組む

介護者：利用者の腕を胸の上あたりで組む。

声かけ：胸のところで腕を組みますね

確認　腕の上下は合っているか
横向きになったときに「下になる腕が下、上になる腕が上」になるように組んでいるか。

3 両ひざを立てる

声かけ：ひざを持ち上げますね

介護者：利用者のひざの下に両側から手を入れ、介護者のほうに引き寄せるようにしてひざを立てる。
→ひざを引き寄せて立てるポイントはP.29 ❸の【注目】参照。

注目　介護者は足幅を開いて支持基底面を広くとり、ひざをベッドの端につけて安定させる。

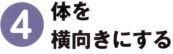

声かけ
いったん私のほうに向いてもらいますね

④ 体を横向きにする

介護者：利用者のひざを手前に倒し、体を横向きにする。

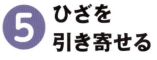

⑤ ひざを引き寄せる

介護者：利用者のひざをベッドの端ギリギリまで引き寄せ、自分のひざにあてる。

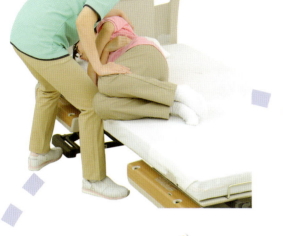

声かけ
足を下ろすと同時に上半身を起こしますね。いち、にの、さんで起きますよ

⑥ 上半身を起こす

介護者：利用者の肩甲骨（けんこうこつ）と両足を抱え、上体を起こす。

利用者：あごを引き、下の腕のひじはベッドにつけたままで上半身を起こしてもらう。

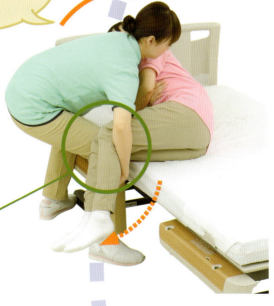

注目！
介護者のひざを支点にして、利用者の上半身を起こす。このとき、右手は両足をしっかり抱える。

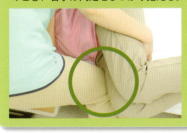

⑦ 端座位（たんざい）完了！

介護者：利用者の姿勢が安定するまで手は離さない。最後に、体調を確認する。

PART 2 移動・移乗の介護　　　　　　　　　　　　　　　　3 起き上がる

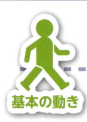

起き上がって足を伸ばして座る
●麻痺が左にある場合

基本の動き

仰向けの姿勢から起き上がり、ベッドに足を伸ばして座るまでの動作を学んでいきます。基本の動きでは、頭がどこを通るかに着目して見ていきましょう。

横向き姿勢、頭の軌道を意識する

仰向け姿勢（仰臥位）からそのまままっすぐ起き上がるのではなく、「起き上がってベッドの端に座る（→P.36参照）」と同じように、いったん横向き姿勢（側臥位）になることが重要となります。起き上がるときのポイントは次の2つです。

- 起き上がる前 ➡ 横向き（側臥位）になる
- 起き上がるとき ➡ 頭はベッドの外を通り、弧を描く

さらに、起き上がるときのひじのつき方、足の動きにも注目してください。ベッドの上で足を伸ばして座る（長座位）ためには、起き上がってからひざを伸ばします。

① 両ひざを立てる

手足を伸ばした仰向け姿勢（仰臥位）から、片方の腕を胸の上におき、両ひざを立てる。

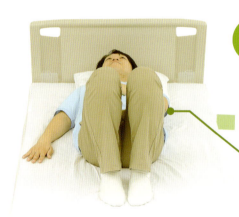

注目

横向きになったときに**上になるほうの腕を胸の上におき**、下になるほうの腕はベッドの上に伸ばしておく。

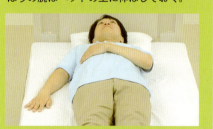

② 横向きになる

両ひざを倒し、横向き（側臥位）になる。

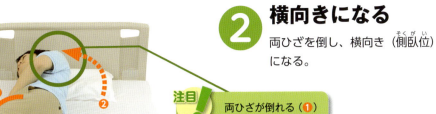

注目 両ひざが倒れる（❶）ことで**自然に肩が上がり**（❷）、横を向きやすくなる。

③ 上体を起こす

横向きになってから、下にある腕の前腕部（ひじから手まで）をしっかりとベッドにつけて、手のひらでベッドを押すようにして起き上がる。

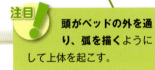

注目 **頭がベッドの外を通り、弧を描く**ようにして上体を起こす。

④ 足を伸ばす

下にある足はひざを曲げたまま起き上がり、完全に上半身が起きてからひざを伸ばす。

⑤ 長座位 完了！

姿勢を安定させる。

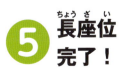
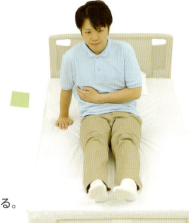

PART2　移動・移乗の介護

3　起き上がる

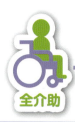
全介助

起き上がらせて足を伸ばして座らせる

仰向けの姿勢から起き上がり、ベッドに足を伸ばして座るまでの動作を介助します。基本の動きを活用し、とくに利用者の頭の位置に注意して体を起こしてみましょう。

1 声をかける

介護者：ベッドに対して前向きに立ち、目線を合わせ、声をかける。

声かけ
○○さん、これからベッドの上で起き上がりますよ。よろしいですか

注目
介護者は、上半身を起こすときに利用者の**頭がベッドの外を通る**ことを想定し、**適度な距離をあけて立つ**。

2 腕を胸の上に乗せる

介護者：利用者の片方の腕（横向きになるときに上になるほう）をとって胸の上に乗せる。

3 肩の下に手を入れる

介護者：利用者の首の下から腕を差し込み、手のひらで肩甲骨（けんこうこつ）を支える。

声かけ
首の下に腕を入れさせていただきますね

注目
足を左右に開き、腰をベッドの高さまで下ろす。**ひじをベッドに押しつける**ようにすると、無理なく腕を深く差し込むことができる。利用者の**首から後頭部にあたる部分**を介護者の**ひじの内側あたり**で支える。

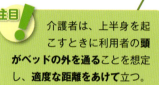
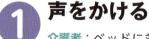
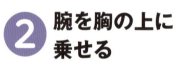
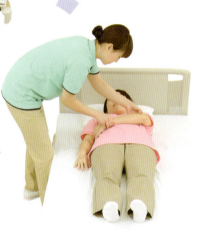
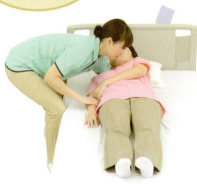
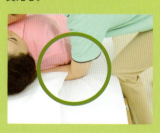

④ 利用者の腕に手をおく

介護者：利用者の腕を押さえ、介護者のひじを支点にして「てこの原理」で上半身を横向きにする。

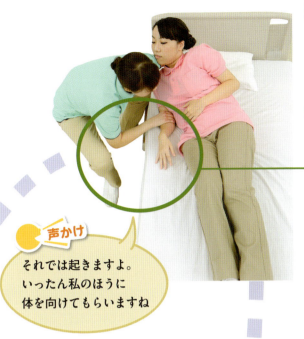

声かけ
それでは起きますよ。いったん私のほうに体を向けてもらいますね

注目！
利用者の腕を体から少し離し、ひじのあたりを軽く押さえる。**片足はベッドと平行**になるようにおき、つま先は重心移動する方向に向ける。

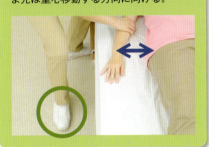

⑤ 上半身を起こす

介護者：利用者のひじを支点として上半身を起こす。

声かけ
頭がベッドの外を通るように起こしますよ

注目！
上半身を起こすときには、利用者の**頭がベッドの外を通り、弧を描くよう**に誘導する。

声かけ
起き上がれましたね。ふらつきなどはありませんか

⑥ 長座位完了！

介護者：利用者の姿勢が安定するまでは手を離さない。最後に、体調を確認する。

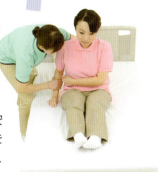

介護者の必心構え

寝ている姿勢から起き上がるとき、**血圧が低下してめまいやふらつきを訴える**利用者もいます。観察や声かけを徹底し、転倒事故を防ぎましょう。

PART 2　移動・移乗の介護

4 寝る

ベッドの端から仰向けになる
●麻痺(まひ)が右にある場合

ベッドの端に座っている姿勢から、体を倒して仰向け姿勢で寝るまでの体位変換について見ていきましょう。片麻痺(かたまひ)がある場合の基本の動きを学んでいきます。

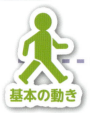
基本の動き

要点整理：指先の向き、体をつけていく順番を意識する

ベッドの端に座っている姿勢（端座位(たんざい)）から、ベッドに仰向け姿勢（仰臥位(ぎょうがい)）になるには体を横向きのまま倒していきます。このとき、倒れるほう（枕側）の手を正しくおくことと、体をベッドにつけていく順番が重要となります。

- 指先を自分のほうに向けておく
- ひじ、肩、頭の順にベッドにつけていく

このようにして体を倒していくことで仰向けになったときに、自然と頭が枕の上に乗り、体がまっすぐになります。

1 ベッドの端に座る

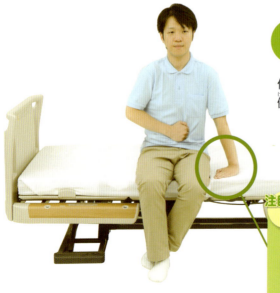

体を倒すほうの手は正しい向きでベッドにおく。
健側(けんそく)(左)の足を患側(かんそく)(右)の足に引っかける。

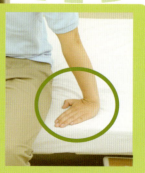

注目！

指先を自分のほうに向けておく。 ベッドにおいた腕が体を倒していくときの支えとなる。片麻痺(かたまひ)がある場合は、横になったときに**麻痺(まひ)のない健側(けんそく)が下になる**ようにする。

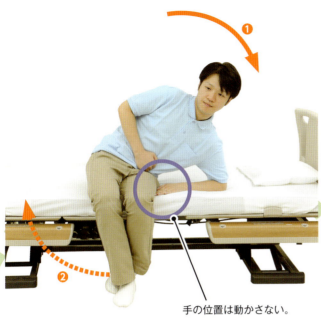

② ひじをつく

ひじをついて上半身を少しずつ倒しながら（❶）、健側(けんそく)の足で患側(かんそく)の足をすくい上げる（❷）。

手の位置は動かさない。

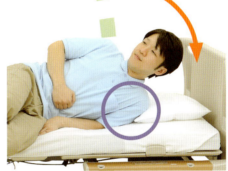

③ 肩をつける

肩がベッドにつくまで上半身を倒していく。

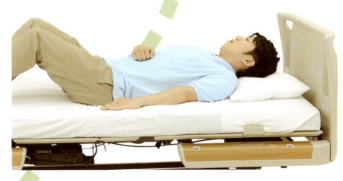

④ 仰向けになる

頭がベッドについたら、体をまわして仰向け姿勢になる。

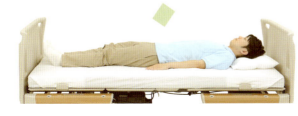

⑤ 仰向け姿勢完了！

足を伸ばして仰向け姿勢を安定させる。

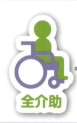

PART2　移動・移乗の介護

4 寝る

ベッドの端から仰向けにさせる
●麻痺が右にある場合

ベッドの端に座っている姿勢から仰向けになるまでの体位変換を介助します。利用者の体勢が、基本の動きと同じになるように誘導していくことが重要です。

1 声をかける

介護者：利用者の斜め前に立ち、目線を合わせ、声をかける。

声かけ
○○さん、これからベッドに横になりますね。よろしいですか

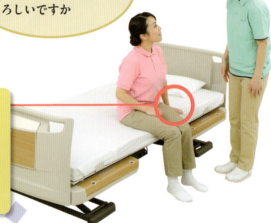

確認　健側(けんそく)の手がベッドについているか

原則として利用者の麻痺(まひ)がないほうに体を倒していくようにする。**健側(けんそく)の手をベッドについて、安定して座っていること**を確認する。

2 手の向きを変えてもらう

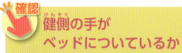

介護者：両足を前後に開いて安定させる。
利用者：体を倒すほうの手を正しい向きでベッドにおいてもらう。

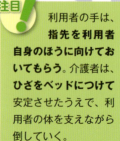

注目

利用者の手は、**指先を利用者自身のほうに向けておいてもらう**。介護者は、**ひざをベッドにつけて**安定させたうえで、利用者の体を支えながら倒していく。

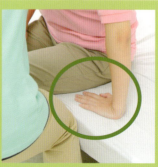

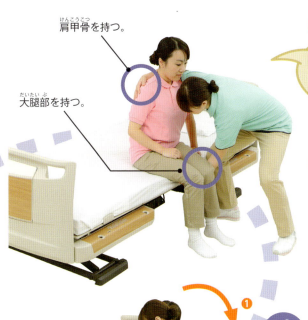

肩甲骨を持つ。
大腿部を持つ。

声かけ
ひじ、肩、頭の順に
ベッドにつけて横になりますよ。
よろしいですか

③ 体を支える

介護者：利用者の肩に手をまわし、肩甲骨を支えながら、もう一方の手をひざの下から入れて大腿部（太もも）を持つ。

④ ひじをつけてもらう

介護者：利用者の倒れていく上半身を支えながら、大腿部を持って足の動きを補助する。

利用者：ひじをベッドにつけていってもらうと（❶）、自然と足が上がり出す（❷）。

足が自然と上がり出す。

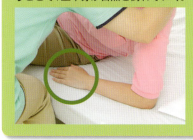

注目
❹のときの利用者の手もとを見てみよう。ベッドについた**手の位置を変えずにひじをついてもら**うことで、上半身が自然と倒れていく。

⑤ 足をベッドに乗せる

介護者：肩がベッドについたら、足をベッドに乗せ、体が上を向くようにする。

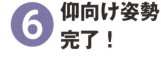

⑥ 仰向け姿勢完了！

介護者：足を伸ばして姿勢を整える。最後に、体調を確認する。

5 立ち上がる

PART 2　移動・移乗の介護

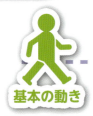

おじぎをしていすから立ち上がる

基本の動き

「立ち上がる」という動作は、日常生活のさまざまな場面で必要となります。
ここでは、「いすから立ち上がる」ときの基本の動きについて学んでいきましょう。

要点整理　座る位置、足の位置、重心移動を意識する

立ち上がるときには、次の3つがポイントになります。

- お尻を前にずらす
- 足を立ち上がりやすい位置におく
- おじぎをするように前傾姿勢になる（重心移動）

元気なときはこれらを意識しなくても立ち上がることができるため省略してしまっている場合が多くあります。しかし、立ち上がりの介助をする場合には、これらの動作を活用して介助します。

① 深く座る

立ち上がる前の安定した座り姿勢を確認する。

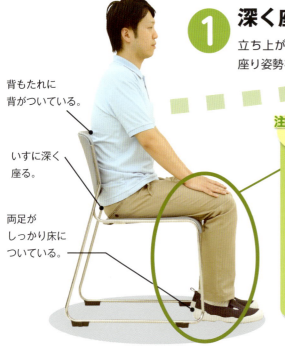

- 背もたれに背がついている。
- いすに深く座る。
- 両足がしっかり床についている。

注目！

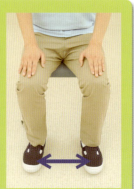

「気をつけ」のように足を閉じていると、支持基底面（しじきていめん）が狭くなり不安定になるので**足は肩幅に開く**。
前にあるテーブルや杖（つえ）に手をおいて立ち上がる場合以外は、**ひざの上あたりに手をおいておく**。おじぎをして立ち上がるときに安定する。

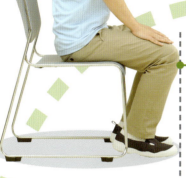

② お尻を前にずらす
浅く座り、足を少し引いて立ち上がりやすい位置におく。

注目！ 足が前に出ていると立ち上がることが難しくなるが、引きすぎてもバランスを崩しやすい。**真横から見て、ひざとつま先を結んだ線が垂直になるくらいの位置がちょうどよい。**

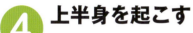

③ 前かがみになる
おじぎをするようにして立ち上がる。

注目！ 前かがみになることで**重心が前に移動し**（①）、おしりが自然と浮いてくる（②）。

④ 上半身を起こす
上半身を起こしながらひざを伸ばす。前傾姿勢になった後、さらにもう一段階深く頭を下げてから起こしていく。

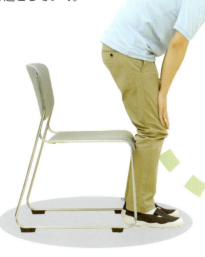

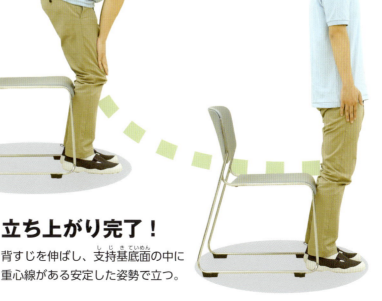

⑤ 立ち上がり完了！
背すじを伸ばし、支持基底面（しじきていめん）の中に重心線がある安定した姿勢で立つ。

PART2　移動・移乗の介護　　　5　立ち上がる

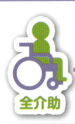
全介助

横から支えて立ち上がらせる
●麻痺が左にある場合

利用者の麻痺が軽度で、見守りや少ない介助で立ち上がることが可能な場合は、横から体をそっと支える方法を使います。基本の動きを意識して利用者を誘導していきます。

1 しゃがんで声をかける

介護者：利用者と目線を合わせ、声をかける。
利用者：いすに深く座った状態。

> 声かけ
> ○○さん、これから立ち上がりますよ。よろしいですか

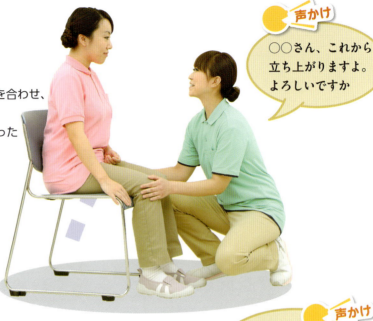

2 座り位置を確認する

介護者：利用者の患側（左）のやや斜め前に立つ。
利用者：背もたれから背中を離し、浅く腰かけてもらう。

> 声かけ
> 足を引いて、立ち上がりやすい位置におきましょう。左側はお手伝いしますね

> **注目**
> **患側に立つ**ことで、患側へバランスを崩したときの転倒を予防できるほか、健側を自由に活用する空間を確保できる。

確認　足の位置は適切か

利用者の**両足は肩幅に開いている**か、立ち上がりやすい**適切な位置に引かれているか**を確認する。

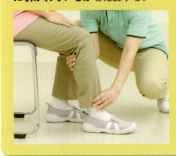

3 肩とひざに手を添える

介護者：利用者の肩（健側の肩甲骨あたり）と患側のひざに手を添えて、重心を前に移動させる。

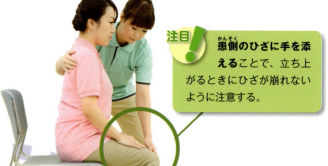

注目！ 患側のひざに手を添えることで、立ち上がるときにひざが崩れないように注意する。

声かけ
元気な足のほうに向かっておじぎをするようにして立ち上がりますよ。いち、にの、さん

4 前かがみにして立ち上がらせる

介護者：利用者におじぎをさせるようにして立ち上がらせる。

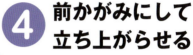

注目！ 前かがみの姿勢を誘導することで、利用者の頭が下がり、無理なく立ち上がることができるようになる。

5 立ち上がり完了！

介護者：利用者の姿勢が安定したのを確認するまで、手は離さない。最後に、体調を確認する。

声かけ
めまいやふらつきはありませんか。安定して立てていますか

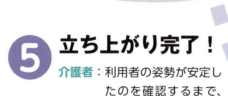

介護者の必心構え

これから行う動作がわかるような**声かけと、骨を支えるように触れて動作を誘導すること**が大切です。利用者に自分の体の動きを理解してもらうことで、**動かされたのではなく、自ら動いたと感じてもらえる**ような介助を心掛けましょう。

PART 2　移動・移乗の介護

5　立ち上がる

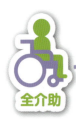
全介助

体を抱えて立ち上がらせる
●麻痺が左にある場合

利用者の立ち上がり動作が不安定で転倒などのリスクが高い場合は、正面から体を抱えて立ち上がらせる方法を使います。基本の動きを意識して介助しましょう。

1 しゃがんで声をかける

介護者：利用者と目線を合わせ、声をかける。
利用者：いすに深く座った状態。

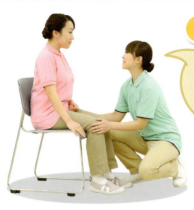

声かけ
○○さん、私につかまっていただいて一緒に立ち上がりますよ。よろしいですか

注目！
利用者の腰（腸骨）を両手で支えて移動させることで、利用者の体は動きやすくなる。また、健側の腰を先に前に出すことで利用者の姿勢は安定する。

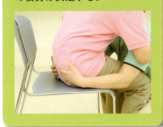

2 お尻を前にずらす

介護者：両手で利用者の腰（腸骨）を支え、健側（右）、患側（左）の順で前にずらすようにして引き寄せる。
利用者：介護者の肩につかまって、やや前かがみになってもらう。

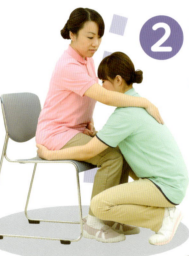

3 足の位置を整える

介護者：利用者の足を立ち上がりやすい位置におく。

声かけ
足を立ち上がりやすい位置におきましょう

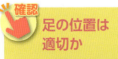
確認　足の位置は適切か
利用者の**両足は肩幅に開いているか**、立ち上がりやすい**適切な位置にあるか**を確認する。

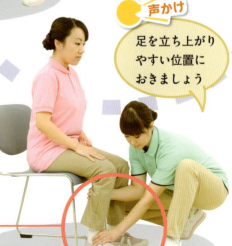

> **注目** 介護者は足を前後に開き、重心を低くする。**ひざで利用者の患側のひざを支え**、立ち上がるときに崩れないようにする。

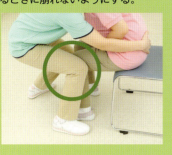

4 利用者を抱える

介護者：利用者の前に立ち、利用者の患側(左)に顔を出すようにして抱える。

上の手は健側の肩甲骨を支える。

下の手は患側の腰を支える。

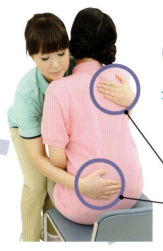

> **声かけ** 元気な足のほうにおじぎをするようにして立ち上がりましょう

5 前かがみにして立ち上がらせる

介護者：利用者の健側の足に重心が乗るように、おじぎをさせる。

> **注目** 利用者は**介護者の左肩にあごを乗せるようにして顔を出す**と、無理なく健側の足のほうに重心移動できるようになる。

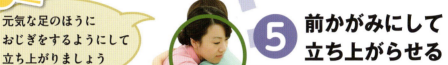

6 立ち上がりを支える

介護者：立ち上がりの基本の動きを意識して、おじぎの姿勢から上半身を起こしていく。

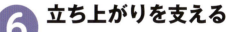

7 立ち上がり完了！

介護者：利用者の姿勢が安定したのを確認するまで、手は離さない。最後に、体調を確認する。

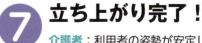

6 座る

PART2 移動・移乗の介護

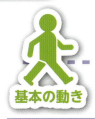
基本の動き

おじぎをしていすに座る

「座る」という動作も日常生活に欠かせない動作です。重心がどのように移動するのか、ここでは「いすに座る」ときの基本の動きを確認しておきましょう。

要点整理

深く座るためにはおじぎをする

介護の際は、利用者が安定して座位(ざい)を保つために、深く腰かけてもらうよう介助します。座る動作の最大のポイントは、おじぎ動作にあります。

- **おじぎをするように前傾姿勢になる（重心移動）**

座るときにも、立つとき同様、おじぎをするようにして前かがみの姿勢をとると、自然と深く座ることができます。おじぎをしないと、まっすぐお尻を下ろすことになり、浅い座りとなってしまいます。基本の動きで確認していきましょう。

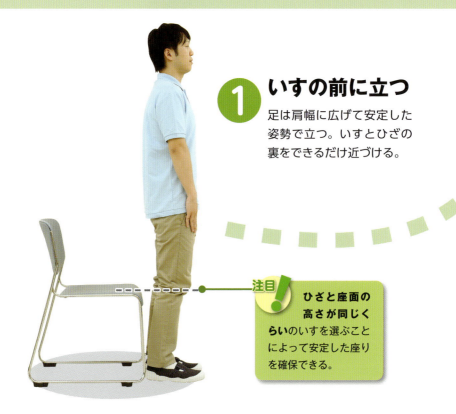

① いすの前に立つ
足は肩幅に広げて安定した姿勢で立つ。いすとひざの裏をできるだけ近づける。

注目!
ひざと座面の高さが同じくらいのいすを選ぶことによって安定した座りを確保できる。

54

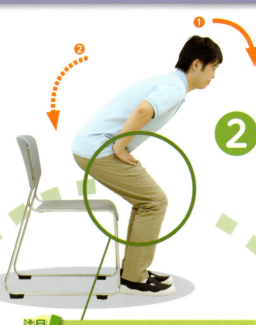

② 前かがみになる

おじぎをするように前傾姿勢になって（❶）、ゆっくり腰を下ろす（❷）。

注目
前かがみになると重心がひざのほうに移動していくため、バランスを崩しやすい。**両手は大腿部（太もも）におくか、いすの座面の端を持つ**ようにすると安定する。

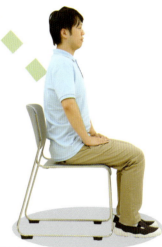

③ 座り完了！

深く座り、姿勢を整える。

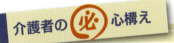

介護者の必心構え

麻痺があったり、筋力が落ちてきたりすると、骨盤を正しい位置で保持できず**左右にずれ**てきます。さらに**骨盤が後ろに倒れ、斜め座り**になっていきます。介護が必要で、車いすで過ごしている高齢者に多く見られる典型的な座り方です。
崩れた姿勢で座り続けていると、血流を悪くしたり、いすからずり落ちたりしやすくなります。**クッションなどを活用し、骨盤を正しい位置に戻して**あげましょう。

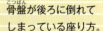
骨盤が後ろに倒れてしまっている座り方。

クッションの使い方

座位を安定させるための専用のクッションがありますが、普通のクッションでも代用できます。クッションをあてるときは、骨盤が正しい位置に戻るようにおくことがポイントです。

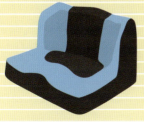
座位保持クッション

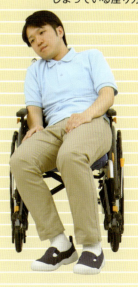

PART 2　移動・移乗の介護

6　座る

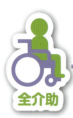
全介助

正面から抱えて座らせる
● 麻痺が左にある場合

利用者の麻痺がある場合は、正面から体を抱えるようにして座らせる方法を使います。基本の動きのポイントを押さえて利用者を誘導していきましょう。

❶ いすの前で声をかける

声かけ：○○さん、いすに座りましょうね。よろしいですか

介護者：利用者の患側（左）に立ち、目線を合わせて声をかける。
利用者：ひざ裏がいすに触れるくらいまで近づいて立っていてもらう。

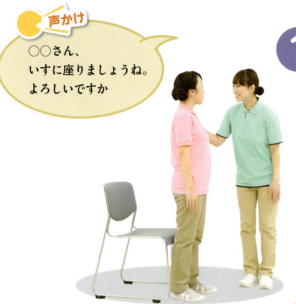

❷ 利用者を抱える

声かけ：私の肩に元気なほうの手をまわしてつかまってください

肩甲骨を持つ。

介護者：足を前後に開いて安定させ、利用者の患側に顔を出すようにして抱える。
利用者：介護者の肩に健側（右）の手をまわしてもらう。

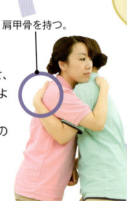

注目　❷のときの介護者の右手の位置を見てみよう。利用者の**患側の腸骨**を**つかむ**ようにする。

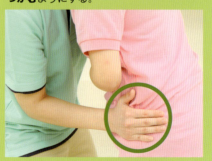

おじぎをするようにして座りましょうね

③ 腰を押して座らせる

介護者：ひざを曲げて少し後ろに重心を移動することで、利用者がおじぎをしやすくなる。

利用者：おじぎをするようにして腰を下ろしてもらう。

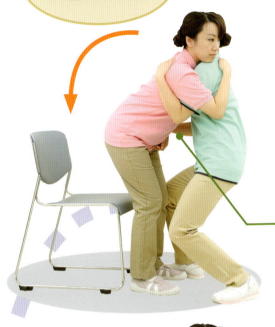

注目！ 利用者の腰（腸骨）を押すようにして座らせる。

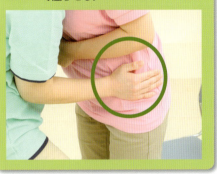

④ 深く座らせる

介護者：座面にお尻がつくまで力を抜かず、ゆっくり下ろしていく。

深く腰かけますよ。お尻は座面につきましたか

座り心地は大丈夫ですか。気分は悪くありませんか

⑤ 座り完了！

介護者：体が安定しているのを確認するまで、手は離さない。最後に、体調を確認する。

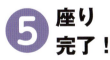
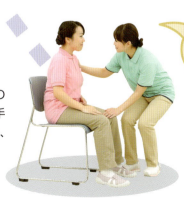

7 歩く

PART 2　移動・移乗の介護

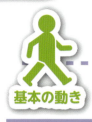

基本の動き

バランスをとりながら前に進む

「歩く」とは、人間が移動するときに欠かせない基本動作であると同時に、健康的な生活を維持するために必要不可欠な行動です。一連の動作を理解しておきましょう。

要点整理　歩くのは複雑な動作であると理解する

「歩く」動作は、実はとても複雑な動作で、その主な理由に次の2点があげられます。

- 支持基底面（しじきていめん）が狭くて不安定な立位姿勢（りつい）での動作である
- 前後左右のバランスをとりながら進まなければならない

元気な体であれば、背すじを伸ばした姿勢で腰から足を前に出して歩くことができますが、介護が必要な体になると麻痺（まひ）があったり、筋力が低下していたりするため、姿勢は前かがみになり、歩幅も小さくなってしまいます。介護の前に、利用者の体の状態や歩き方を把握することが重要です。

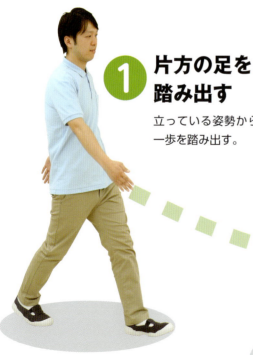

1 片方の足を踏み出す

立っている姿勢から一歩を踏み出す。

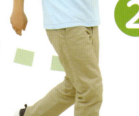

2 もう一方の足を踏み出す

片足になったときに重心が移動する。バランスをとりながら、もう一方の足を踏み出す。これをくり返すことで、前に進む。

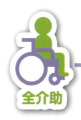

横から支えて一緒に歩く
●麻痺が左にある場合

利用者が自ら歩けるときは、転倒予防を念頭において歩行を介助します。利用者の歩幅やペースに合わせた歩行を心掛けてください。

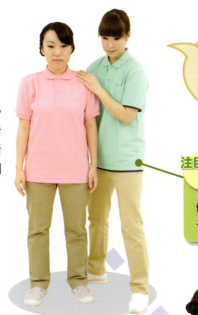

1 隣に立って声をかける

介護者：利用者の患側（左）のやや斜め後ろに立つ。利用者に近いほうの手は利用者の腰を軽く支え、反対側の手は肩にそっとおく。

声かけ
○○さん、ゆっくり前に進んでいきましょうね

注目
筋力の低下や麻痺がある患側のほうに転倒しやすいため、介護者はそちら側に立って介助する。

2 ペースに合わせて歩く

介護者：利用者の足の出方を見ながら、一緒に歩く。
利用者：自分のペースで歩いてもらう。

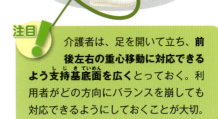

注目
介護者は、足を開いて立ち、**前後左右の重心移動に対応できるよう支持基底面を広くとっておく**。利用者がどの方向にバランスを崩しても対応できるようにしておくことが大切。

介護者の必心構え

利用者の歩行の状態を見ながら介助しましょう。**左右どちらに傾きやすいか、前のめりになっていないか**など、歩行中に起こる可能性のある**姿勢の崩れを事前に予測して**対応できるようにしておくことが重要です。段差があるところ、緩やかなスロープを歩くときは、とくに注意してください。手すりなどがある場合は利用を促します。

PART 2　移動・移乗の介護

7 歩く

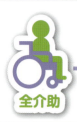
全介助

正面から手を引いて歩く
●麻痺が左にある場合

手引き歩行は、歩行が不安定な利用者に対して行う介助歩行のひとつです。利用者の歩行の状態をしっかり見ながら介助しましょう。

声かけ
○○さん、私の両腕につかまってもらって歩きますよ。よろしいですか

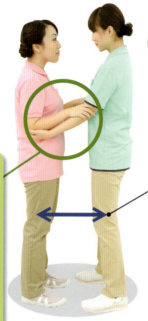

1 腕をつかんで声をかける

介護者：利用者の正面に立つ。
利用者：介護者の両腕をつかんで立ってもらう。

利用者と介護者の距離は、利用者の前腕の長さを目安にする。

注目！
介護者は、**利用者のひじを手のひら全体で包む**ようにして支える。利用者の前腕は介護者の前腕で支えられている。

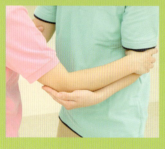

声かけ
元気なほうの足を前に出しましょうね

2 片足を後ろに引く

介護者：利用者の健側（右）の足が出るほうと同じ側の足（左）を後ろに引き、利用者の足が出るのを待つ。

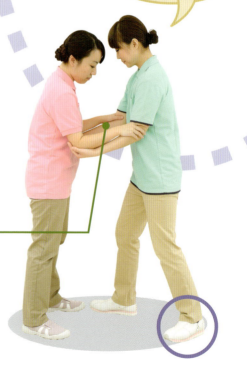

注目！
利用者が出す足と反対の方向に少しだけ重心を移動させると足が前に出やすくなる。ここでは、介護者は自身の右腕を少し下げることで、利用者が左に傾き、重心が移動する。ただし、決して利用者の腕を引っ張らないようにする。

③ 健側(けんそく)の足を前に出してもらう

利用者：介護者が引いた足（左）と同じ側の足（右）を一歩前に出してもらう。

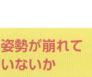

確認　姿勢が崩れていないか
利用者の足が出たら、**姿勢が不安定になっていないか、体調に異変がないか**などを確認する。

声かけ
足が出ましたね。めまいやふらつきはありませんか

④ 患側(かんそく)の足を運んでもらう

介護者：もう一方の足を後ろに引く（❶）。
利用者：患側の足を健側の足を出したところまで運ぶ（❷）。

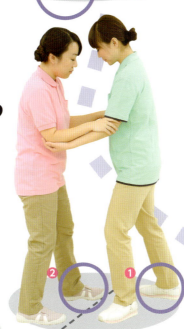

⑤ 交互にくり返す

❷～④をくり返し、歩行を進める。介護者は、利用者のペースに合わせて、歩行を支えよう。

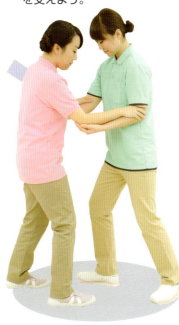

介護者の必心構え

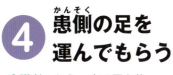

利用者との距離が離れ、利用者が前傾姿勢になりすぎると、重心が前にいきすぎて転倒のリスクが高まります。だからといって、介護者の腕で利用者の全体重を支えたり、引っ張ったりして歩くような体勢は正しくありません。常に**利用者の姿勢や重心移動を考慮**しながら、無理なく足が出るように介助することを心掛けましょう。

PART 2　移動・移乗の介護

7　歩く

肩と腰を支えて階段を上る・下りる
●麻痺が左にある場合

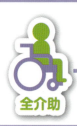
全介助

外出時に避けられないのが階段です。介護の必要な人にとって階段の上り下りはたいへんな障害です。利用者の重心移動を理解して介助にいかしましょう。

階段を上る

声かけ
○○さん、階段を上りますね。手すりを持ってください

❶ 肩と腰に手をおいて声をかける

介護者：利用者の隣（患側）に立ち、利用者側に近いほうの手は腰に、反対側の手は肩におく。

利用者：健側の手で手すりを持ってもらう。

手すりは、少し前方を持ってもらう。

前の手は、肩を支える。

注目！
後ろの手は、**利用者の腰（腸骨）** を支える。バランスを崩して後ろに倒れてきても支えられるように準備しておく。

❷ 一段ずつ上がる

介護者：利用者と同じ側の足を出して一緒に上がる。

利用者：手すり側の足から上がってもらう。

声かけ
めまいやふらつきはありませんか

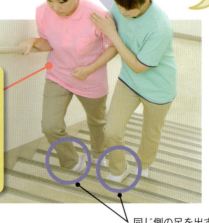

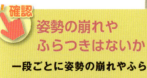
確認　姿勢の崩れやふらつきはないか
一段ごとに姿勢の崩れやふらつきがないことを確認し、利用者のペースに合わせてゆっくり上がっていこう。

同じ側の足を出す。

階段を下りる

① 肩と腰に手をおく

介護者：利用者の隣（患側）に立つ。利用者に近いほうの手は利用者の腰を軽く支え、反対側の手は肩におく。
利用者：健側の手で手すりを持ってもらう。

声かけ
○○さん、階段を下りますね。手すりを持ってください

注目！
手すりの少し前方、**次の段の中央あたり**を持ってもらう。前に体重をかけすぎると転倒のリスクがあるので注意する。

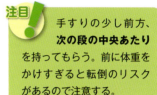

② 先に片足を下ろす

介護者：外側の足を先に下ろし、利用者が足を下ろすのを支える。
利用者：介護者に続いて、同じ側の足を下ろしてもらう。

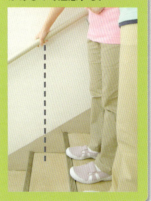

外側の足を先に下ろす。

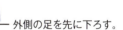

③ 反対側の足を下ろす

介護者：利用者の動きに合わせて、足を下ろす。
利用者：手すり側の足を下ろしてもらう。

声かけ
めまいやふらつきはありませんか

確認　姿勢が不安定でないか
利用者の姿勢が不安定でないか、たえず確認する。安定するまで手を離さないようにする。

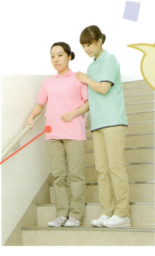

PART 2　移動・移乗の介護

7 歩く

杖をついてひとりで歩く
●麻痺が左にある場合

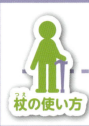
杖の使い方

杖をつく位置、杖と足を出す順序などが正しくないと、杖の機能が発揮できないばかりか、かえって転倒のリスクを高めることになります。基本を学んで正しく介助しましょう。

杖の長さを決める

杖は、麻痺があるなどの理由で歩行が不安定な利用者の支持基底面を広げて、姿勢や歩行を安定させる道具です。まずは、杖の基本的な取り扱いを学んでいきます。

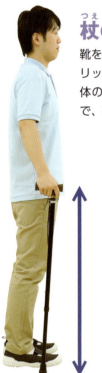

杖の長さ
靴を履いて立ち、手首のところに杖の握り手（グリップ）がくる長さが適当。ただし、利用者の体の状態によって適切な杖の長さは異なるので、専門店などで調節してもらうとよい。

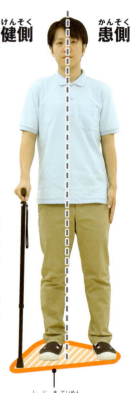

健側　患側

杖をついたときの支持基底面
健側の足、杖、患側の足の3点で囲まれた部分が支持基底面となる。杖をつくことで2足歩行のときより広くなり安定する。
杖は健側のほうで持ち、杖で重心を支えて移動することで、患側の足が浮いて動かしやすくなる。

支持基底面

杖をつく位置
最初に杖をつく位置は、つま先から前に15cm、横（外側）に15cmの位置に杖の先端がくるようにつく。これは、あくまでも目安。利用者によってより安定する位置があれば、そこで合わせる。

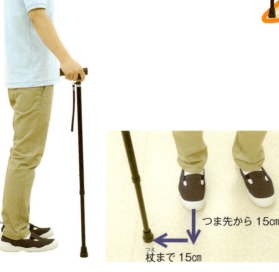

つま先から15cm
杖まで15cm

杖を使って歩く

　杖歩行には、杖→患側→健側の順に出す「3動作歩行」と、杖と患側を同時に出してから健側を出す「2動作歩行」があります。ここでは、より安定性が高い「3動作歩行」について説明します。

1 健側のほうに杖をつく

健側のほうに杖をつき、支持基底面を広げ、安定させて立つ。

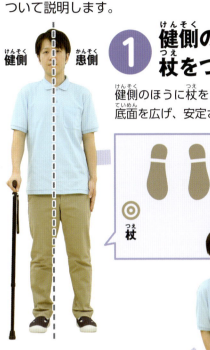

2 杖を前に出す

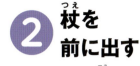

歩幅に合わせて杖を前に出す。体重（重心）を杖のほうに移動し、患側の足が出やすいようにする。

3 患側の足を前に出す

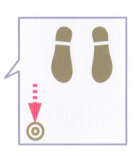

前に出した杖と同じところ（目安）まで患側の足を運ぶ。

4 健側の足を前に出す

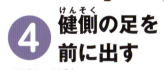

健側を患側と同じラインまで持ってくる。健側と患側の足が並び、杖が少し前にある。

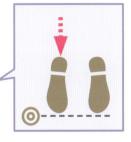

介護者の必心構え

杖をついて歩く方法は、利用者の状態に応じて決められ、訓練されていることがあるので、その方法で歩行してもらうように促します。**杖と健側の足、患側の足でつくられる支持基底面と重心の支え方、重心移動**などを意識して、利用者の杖歩行を見守ったり、介助したりしましょう。

PART 2 移動・移乗の介護

7 歩く

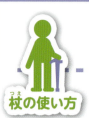
杖の使い方

杖歩行を介助して歩く
●麻痺が左にある場合

杖歩行の介助では、利用者が正しい方法で杖を使用しているかを確認しながら、常に転倒などのリスクを軽減する介助をしましょう。

声かけ
○○さん、これから杖を使って歩きましょう。介助させていただきます

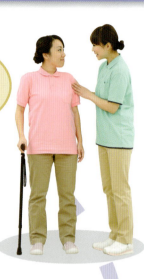

1 隣に立って声をかける

介護者：利用者の患側（左）に立ち、目線を合わせ、声をかける。
利用者：健側（右）の手で杖を持って立っていてもらう。

2 利用者のわきに手を添える

介護者：利用者の斜め後ろに立ち、患側のわきに手を差し込む。
利用者：杖に体重をかけて立ってもらう。

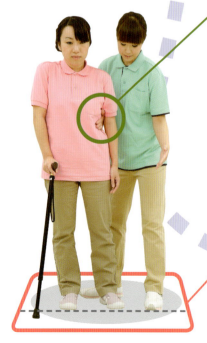

注目！ 介護者は、**利用者のわきに手を差し込む**。決して腕はつかまない。

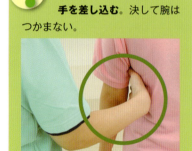

確認 足をおく位置、つま先の向きは適切か

介護者の前の足と利用者の両足のつま先は**そろっているか**、後ろの足は利用者の後ろにあり、**つま先は外を向いているか**。介護者は足をおく位置に気をつけよう。

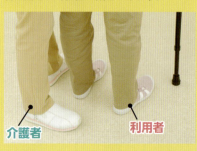

介護者　利用者

66

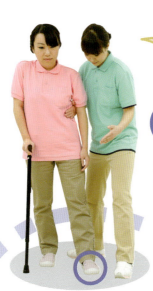

声かけ
杖を前に出してから、左の足を前に出しましょう

3 患側の足を出してもらう

介護者：利用者のペースに合わせ、同じ側の足を出す。
利用者：杖を出し、患側（左）の足を前に出してもらう。

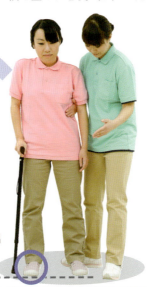

声かけ
次に右の足を出しますね。左と同じところまで出しましょう

4 健側の足を出してもらう

介護者：利用者のペースに合わせ、一緒に歩く。
利用者：健側（右）の足を前に出してもらう。

階段の上り・下りのときの介助

階段など段差を移動するときには、平地を歩くときよりもバランスを崩しやすくなります。介護者は、いつでも利用者を支えられる位置にいることが重要です。

階段を上る

利用者の患側のほうに立ち、腰を支えながら一緒に上がる。

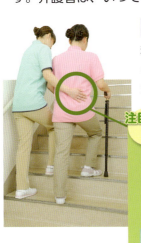

注目
利用者の腸骨をつかむようにして支えることで、利用者がバランスを崩して後ろに倒れてきてもしっかりと支えることができる。

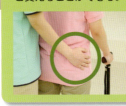

階段を下りる

利用者の患側のほうに立ち、肩の内側に手をおく。介護者が先に一段下に足を下ろし、利用者が下りるのを支える。

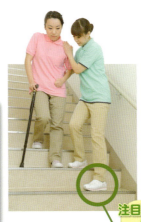

注目
一段下に足を下ろしておくことで、利用者が前に倒れそうになったときにもしっかりと受け止めることができる。

PART2　移動・移乗の介護

8　車いすの移乗

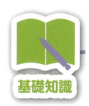
基礎知識

名称を覚えて動作確認をする

車いすは利用者の移動の道具であると同時に、いすとしての役割も担います。安全で快適なものでなくてはなりません。いつもそのことを意識して車いすの準備をしましょう。

車いすの各部の名称

車いす各部の名称を覚えておくことで、メンテナンスや修理の依頼、福祉用具の事業者と連携する場合などに役立ちます。

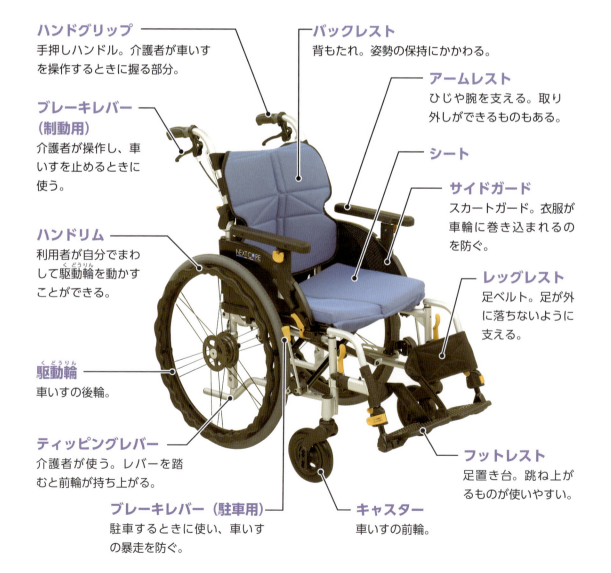

ハンドグリップ
手押しハンドル。介護者が車いすを操作するときに握る部分。

ブレーキレバー（制動用）
介護者が操作し、車いすを止めるときに使う。

ハンドリム
利用者が自分でまわして駆動輪を動かすことができる。

駆動輪（くどうりん）
車いすの後輪。

ティッピングレバー
介護者が使う。レバーを踏むと前輪が持ち上がる。

ブレーキレバー（駐車用）
駐車するときに使い、車いすの暴走を防ぐ。

バックレスト
背もたれ。姿勢の保持にかかわる。

アームレスト
ひじや腕を支える。取り外しができるものもある。

シート

サイドガード
スカートガード。衣服が車輪に巻き込まれるのを防ぐ。

レッグレスト
足ベルト。足が外に落ちないように支える。

フットレスト
足置き台。跳ね上がるものが使いやすい。

キャスター
車いすの前輪。

車いすを広げる・たたむ

車いすの広げ方・たたみ方にも基本があります。正しい扱い方を身につけましょう。

【広げ方】

アームレストを持つ

車いすの横に立ち、アームレストを持って少し広げる。

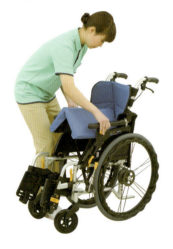

両手で座面を押す

車いすの前にまわり、両手で座面を押し広げる。

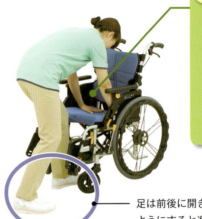

注目！ 手は「ハ」の字におく。

足は前後に開き、体重を乗せるようにすると楽に広げられる。

【たたみ方】

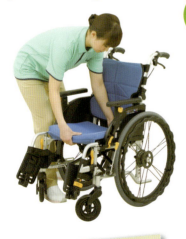

1 座面を持つ

車いすの横に立ち、座面の前後に指を添える。

2 座面を引き上げる

座面を持って、両手で同時に引き上げる。

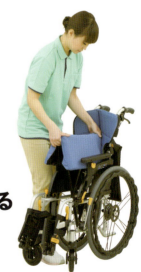

介護者の必心構え

車いすに整備不良があると事故を引き起こしかねません。**車いすの点検は介護者の大切な仕事のひとつ**です。普段から確認しておきたい点検個所をおさえておきましょう。 ➡ P.89 参照

PART2 移動・移乗の介護

8 車いすの移乗

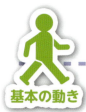

基本の動き

ベッドから車いすへ移る
●麻痺が右にある場合

車いすの移乗は、立ち上がる動作と座る動作の組み合わせで行います。ここでは、ベッドから車いすへ移動するときの基本の動作について学んでいきましょう。

要点整理

車いすの位置、体の動かし方などに気をつける

ベッドから車いすへ移るときには、車いすとの位置関係、動作中の重心移動や姿勢のとり方など、注意すべき点がたくさんあります。一つひとつ確認していきましょう。

- 車いすを正しい位置におく
- 足の位置を意識する
- おじぎをするように立ち上がる
- 軸足で回転する
- おじぎをするように座る

また、車いすからベッドに移る、あるいは自動車など別の場所へ移るときも、「立ち上がり、体を回転させて、移動先に座る」という基本的な動作の流れは同じです。

1 車いすは健側におく

車いすを健側（左）のほうに移動し、ベッドに対して斜めにおく。シートと大腿部（太もも）が平行になるように座る。

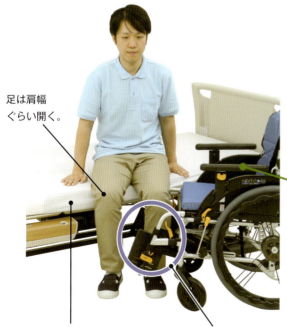

足は肩幅ぐらい開く。

車いすのシートの高さにベッドの高さを合わせる。

フットレストは邪魔にならないよう、取り外すか、跳ね上げるかしておく。

注目

車いすとベッドの位置関係を上から見てみよう。**車いすはベッドに対して30度～40度の角度でおく。**

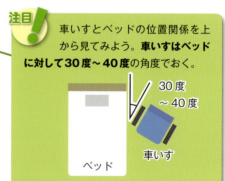

❷ アームレストをつかむ

車いすの奥のアームレストを健側の手でつかむ。足を移乗しやすい位置におき、おじぎをしながら腰を上げる。

注目 おじぎをして前傾姿勢になることで重心が前に移動し立ち上がりやすくなる。

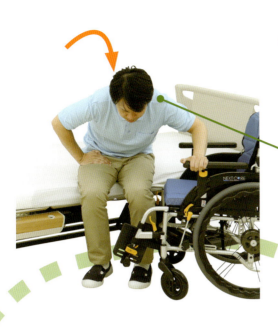

❸ 軸足を支点に体をまわす

健側を軸足として、それを支点に体を回転させながら、患側の足を車いすのほうに引き寄せる。

注目 軸足にうまく重心が移せると健側で体を支えることができるので安定する。常に健側のほうに重心がのるような姿勢や動作をとることを意識しよう。

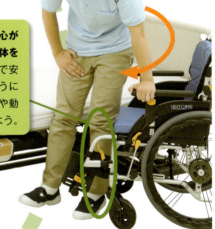

❹ 車いすに腰を下ろす

おじぎをしながら（❶）ゆっくり腰を下ろす（❷）。

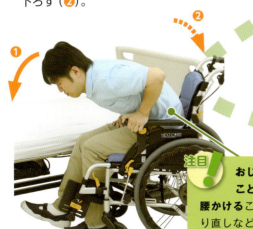

注目 おじぎをして座ることで自然に深く腰かけることができ、座り直しなどをしないで済むようになる。座った後の姿勢も安定する。

❺ 車いすへの移乗完了！

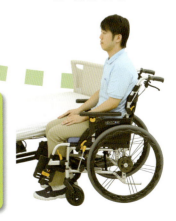

PART 2 移動・移乗の介護

8 車いすの移乗

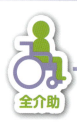
全介助

体を抱えて車いすに移乗させる
● 麻痺が右にある場合

片麻痺があり立位が不安定であるようなときには介助が必要です。車いすをおく位置、利用者の座る位置、介護者の立ち位置などに気をつけて、安全な移乗を目指しましょう。

1 車いすを用意して声をかける

介護者：車いすを利用者の健側（左）のほうにできるだけ近づけ、目線を合わせて声をかける。
利用者：車いすのシートと大腿部（太もも）が平行になるよう、少し斜めに座ってもらう。

確認　フットレストと足の位置は適切か
ベッド側の**フットレストは利用者の下腿部（ふくらはぎ）の後ろにあるか**、または外すか跳ね上げるなどして邪魔にならないようにしてあるか、**軸となる健側（左）の足が立ち上がりやすい位置にあるか**を確認する。

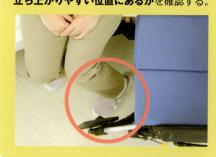

声かけ
〇〇さん、これから車いすに乗り移ってもらいますよ

2 利用者を抱える

介護者：足を大きく開いて腰を落とし、利用者を正面から抱える。
利用者：介護者の肩に健側の手をまわしてもらう。

声かけ
私のほうに腕をまわしてつかまってください

注目
利用者には、**健側のほうから顔を出して**もらう。反対に組んでしまうと、患側に重心が移動してしまいバランスを崩しやすくなる。

注目
介護者は、**利用者の肩甲骨と腰（腸骨）に手をあてる**ことで、しっかりと体をホールドする。

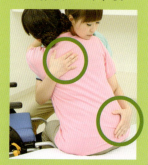

注目
利用者の患側のひざが折れて転倒しないよう、**介護者は自分のひざを利用者のひざに添えて支える**。

③ 立ち上がらせる

介護者：車いすに向かっておじぎをするように誘導することで、健側（けんそく）の足に重心が移る。

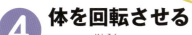
声かけ
車いすのほうにおじぎをするようにして立ち上がりますよ。いいですか、いち、にの、さん！

④ 体を回転させる

介護者：健側（けんそく）の足を軸に体を回転させる。

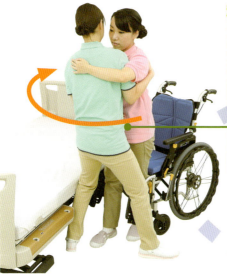

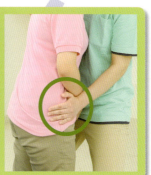
注目！
利用者の腰（腸骨／ちょうこつ）を押すようにして回転を補助する。利用者の体がまわりきったことを確認してから次の動作に移る。

⑤ 車いすに座らせる

介護者：腰を落としながら、利用者をゆっくりと座らせる。

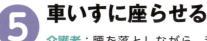
注目！
介護者の肩が下がることで、利用者は自然とおじぎをする体勢になり、無理なく座ることができる。

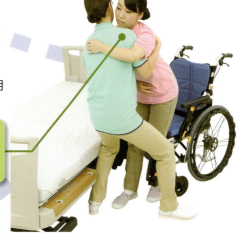

声かけ
姿勢は安定していますか。めまいやふらつきはありませんか

⑥ 車いすへの移乗完了！

介護者：利用者が車いすに深く腰かけられているか、体調の変化がないかを確認する。

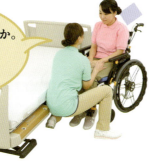

PART 2　移動・移乗の介護

8　車いすの移乗

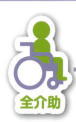
全介助

トランスファーボードで移乗させる
●麻痺が右にある場合

板の上をスライディングさせることで楽に移乗ができる福祉用具「トランスファーボード」を正しく使えるようにしていきましょう。

声かけ

「これからトランスファーボードを使って車いすに移動しますね。よろしいですか」

トランスファーボード

1 声かけをして同意を得る

介護者：利用者と目線を合わせ、トランスファーボードを使うことを伝えて同意を得る。

利用者：車いすのシートと大腿部（太もも）が平行になるよう、少し斜めに座ってもらう。

車いすはできるだけベッドの近くにおき、ベッド側のアームサポートを跳ね上げておく。

2 トランスファーボードをおく

介護者：足を大きく開いて腰を落とし、利用者を支えながら、トランスファーボードをベッドと車いすにまたがるようにおく。

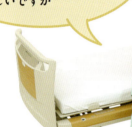

確認　**ベッドの高さは適切か**

トランスファーボードは、**ベッドから車いすへの移乗のときはベッドのほうを、**反対に**ベッドに戻る移乗のときは車いすのほうを少し高くしてセットする**。正しい位置関係にあるかを確認しよう。

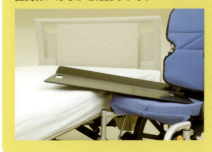

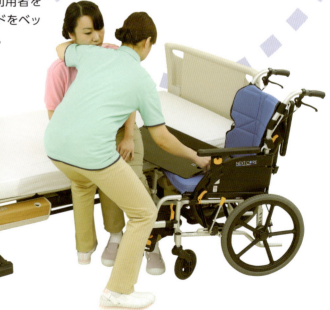

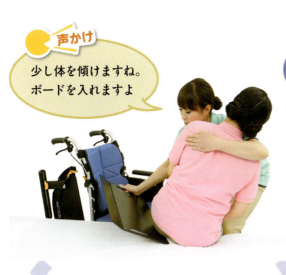

声かけ
少し体を傾けますね。
ボードを入れますよ

③ トランスファーボードを差し込む

介護者：利用者の体を支えながら、少し斜めにして健側（左）のお尻を浮かし、トランスファーボードを差し込む。

④ 利用者の腰を抱える

介護者：利用者の腰を両手で抱える。
利用者：介護者の肩に健側の手をまわしてもらう。

声かけ
ボードの上に
お尻が乗っていますか

⑤ お尻を滑らせる

介護者：お尻をスライディングボードの上で滑らせるようにして車いすに移動させる。

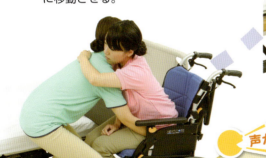

声かけ
お尻を滑らせて
車いすのほうに移りますよ。
いち、にの、さん！

注目
利用者には、健側（左）のほうから介護者の肩にあごを乗せるようにして前傾姿勢をとってもらう。

声かけ
座り心地はどうですか。
気分は悪くありませんか

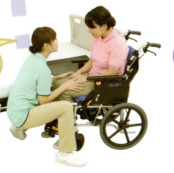

⑥ 車いすへの移乗完了！

介護者：車いすに深く腰かけているかを確認する。最後に、体調も確認する。

心構え｜姿勢を変える｜起き上がる｜寝る｜立ち上がる｜座る｜歩く｜車いすの移乗｜車いすでの移動

PART 2　移動・移乗の介護　　　8　車いすの移乗

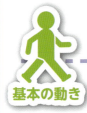
基本の動き

車いすから自動車へ乗り移る

車いすから自動車へ移ることは、介護の場面ではよくあります。ワゴン車のように車高の高い車の場合、ドアが大きく開く後部座席に乗ってもらいましょう。

1 車いすを自動車の近くに止める

車いすを自動車のドアの近くに、斜めにつける。駐車ブレーキをかける。

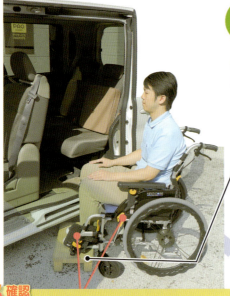

高さが足りないときは足置き台をおいて調節する。

2 前の座席の肩と座面に手をかける

後部座席に乗り移る際は、前の座席の肩の部分と移乗する座面に手をかけ、お尻を前にずらす。

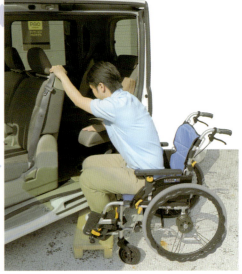

確認　フットレストは外してあるか、駐車ブレーキはかかっているか

フットレストは外すか、折りたたむかして邪魔にならないようにしてあるか、**駐車ブレーキがかかっているか**を確認する。

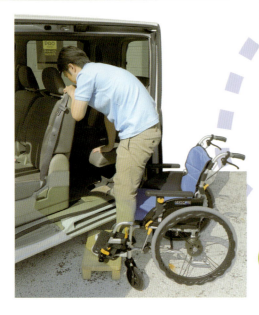

3 立ち上がる

おじぎをするようにして前かがみになり、立ち上がる。

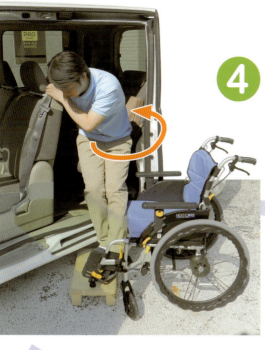

④ 体を回転させる

前の座席につかまりながら、車側（右）の足を軸に体を回転させる。

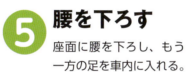

⑤ 腰を下ろす

座面に腰を下ろし、もう一方の足を車内に入れる。

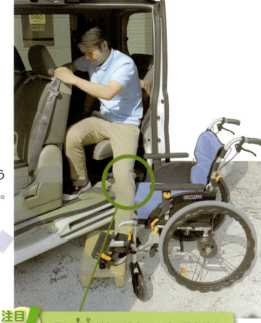

注目！ 足に麻痺がある場合は、**手で足を持ち上げて**車内に運び入れる。ドアのステップに足をぶつけないように気をつける。

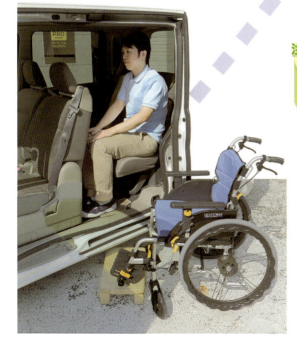

⑥ 自動車への移乗完了！

深く座り、体勢を整える。

PART 2　移動・移乗の介護

8　車いすの移乗

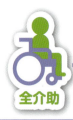
全介助

車いすから自動車へ移乗させる

車いすから自動車への移乗を介助します。落ち着いて安全に移乗ができるよう、十分なスペースがある場所に駐車して行いましょう。

1 声かけをする

介護者：車いすを自動車の近くに止めて、目線を合わせて声をかける。

声かけ：○○さん、これから車に乗り移りますね。よろしいですか

 確認　フットレストは外してあるか、駐車ブレーキはかかっているか

フットレストは外すか、折りたたむかして邪魔にならないようにしてあるか、駐車ブレーキがかかっているかを確認する。

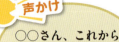
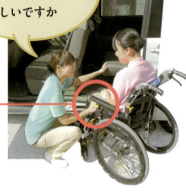

2 お尻を前に出す

介護者：利用者のお尻を少し前に出す。
利用者：前の座席の肩と座面に手をかけてもらう。

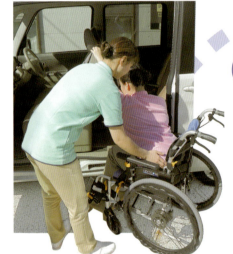

3 利用者を抱える

介護者：足を大きく開いて腰を落とし、利用者を横から抱える。

声かけ：それでは立ち上がりますね。いち、にの、さん

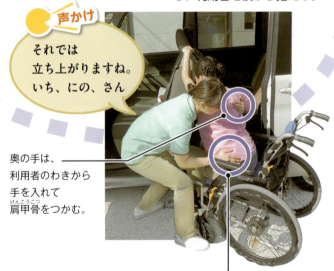

奥の手は、利用者のわきから手を入れて肩甲骨（けんこうこつ）をつかむ。

手前の手は利用者の腸骨（ちょうこつ）にあてる。

注目

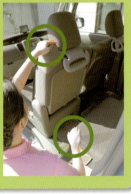
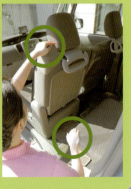

❷のときの利用者の手の位置を見てみよう。**前の座席の肩の部分と、座面をつかむ**ことで安定して乗り移ることができる。

④ 体を回転させる

介護者：利用者を抱えて立ち上がらせる。腰（腸骨）を押して、車側（右）の足を軸にして体を回転させる。

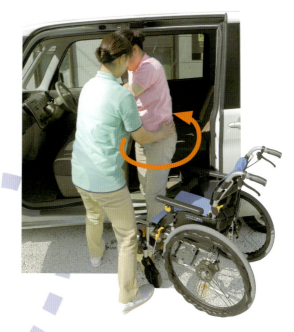

⑤ 座席に座らせる

介護者：自動車の座席に座らせる。
利用者：足は自分で動かして車内に運び入れてもらう。

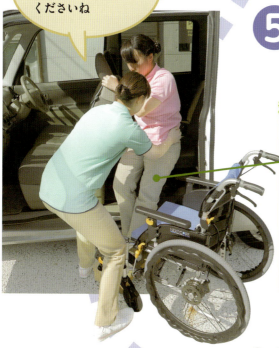

声かけ
座れたら、元気な足はご自分で動かしてくださいね

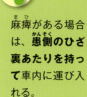

注目
麻痺がある場合は、**患側のひざ裏あたりを持って車内に運び入れる。**

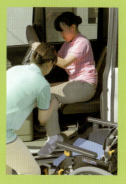

⑥ 自動車への移乗完了！

介護者：深く腰かけて、姿勢が安定しているかを確認する。最後に、体調も確認する。

声かけ
座り位置は大丈夫ですか。ご気分は悪くありませんか

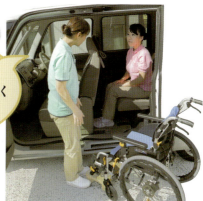

PART2　移動・移乗の介護

9 車いすでの移動

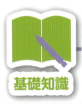

車いすの基本操作を身につける

車いすで施設内を移動したり、外出したりするときに、安全・安楽な移動介助ができるように基本的な操作をしっかりと身につけておきましょう。

声かけとスピードに注意する

車いすに利用者を乗せて移動すること自体は難しいものではありませんが、平らな道と坂道や砂利道などでは操作方法が異なります。安全な走行のために必要なもっとも基本となる操作方法は、次の3つになります。

- 声かけをしてから動かす
- スピードが速くなりすぎないようにする
- 段差や砂利道で活用できる「キャスター上げ」を習得する

車いすを動かす前に

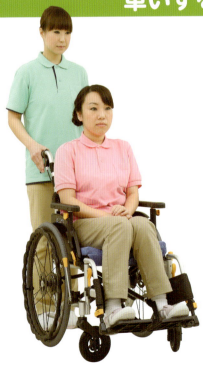

確認　車いすに乗っている利用者の状態を確認する

□ 車いすに深く腰かけているか
□ ひじがアームサポートの上に乗っていないか
□ 腕が車いすの外に出ていないか
□ フットサポートに足がしっかり乗っているか
□ 洋服が車輪に触れていないか

腕や足に麻痺がある場合は、車輪に巻き込んでしまう危険性があるので、とくに注意する。腕については、体の前で交差してもらってもよい。

駐車ブレーキの正しい外し方

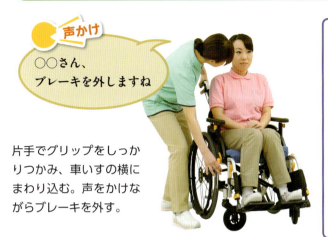

声かけ
○○さん、ブレーキを外しますね

片手でグリップをしっかりつかみ、車いすの横にまわり込む。声をかけながらブレーキを外す。

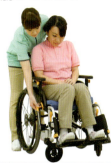

NG ✗
後ろから手だけを伸ばすと利用者の姿勢を崩してしまう

車いすの後ろから手だけを伸ばしてブレーキを外すのは、利用者の頭を下げさせてしまうのでNG。利用者の顔を見て、声をかけながら行うことが大切。

車いすを押しているときの注意点

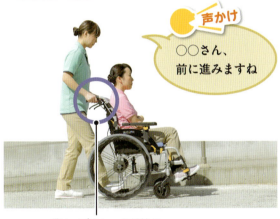

声かけ
○○さん、前に進みますね

グリップをしっかり持つ。

- ● 必ず声をかけてから動かす
- ● 周囲の安全を確認する
- ● 速度に気をつける

座っているとスピードを感じやすいので、思っているよりもゆっくり押すようにする。

- ● 利用者の足の位置をたえず意識する

車いすを押している介護者からは、利用者の足先は見えにくい。足先が壁や障害物にぶつからないように注意する。

「キャスター上げ」とは？

ティッピングレバーを踏んでキャスター（前輪）を持ち上げる「キャスター上げ」は、さまざまな場面で使われる重要な基本操作のひとつ。慣れないと難しい動作でもあるので、利用者を乗せる前にしっかり練習しておきましょう。

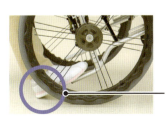

ティッピングレバーは、かかとをつけた状態でしっかり踏み込む。

負担のかからない角度まで上げる

中途半端な角度だと不安定になり、利用者には不安を与え、介護者には負担となる。利用者の頭を自分の体（胸のあたり）で支えると、安心感を与えることができる。

注目！ 重心線がまっすぐに地面に下りる**角度**を意識しよう。ここまで上げると、楽に押し進めることができる。

PART 2　移動・移乗の介護

9　車いすでの移動

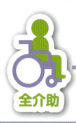
全介助

いろいろな場所での移動を介助する

事前に段差や坂道、砂利道などがない経路を探しておくことも大切ですが、どうしても避けられないときには基本操作を活用し、できるだけ少ない負担で乗り越えましょう。

段差を上がる

段差を上がるときは「キャスター上げ」（→ P.81 参照）を活用します。

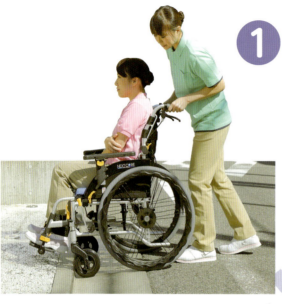

1 キャスターを段差に近づける

キャスター（前輪）が段差に接触するまで近づける。このとき、利用者の足が段差にぶつかったりしないように注意する。

2 キャスターを持ち上げる

声かけをして同意を得たら、ティッピングレバーを踏み込みながら、グリップを下に押すようにしてキャスターを持ち上げる。

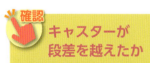

声かけ
○○さん、これから前の車輪が少し持ち上がりますよ

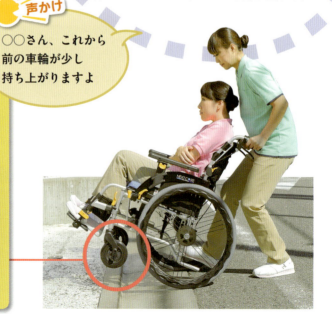

確認　キャスターが段差を越えたか

ティッピングレバーを踏んでキャスターを浮かせたまま、**キャスターが段差を越えた**のを確認する。

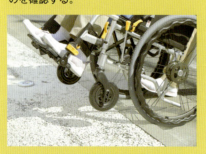

③ タイヤを押し上げる

タイヤ（後輪）が段差に接触したらキャスターを下ろし、そのまま車いすを押し上げる。

声かけ
後ろの車輪も段差を上がりますね。少し揺れますよ

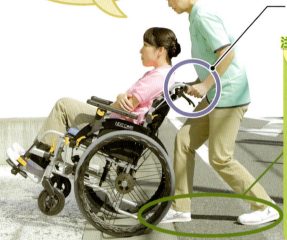

グリップをしっかり握る。

注目！
ティッピングレバーから足を下ろし、**両足を地面につけた体勢**で車いすを前に押す。このとき、**タイヤを地面から浮かさない**ようにする。

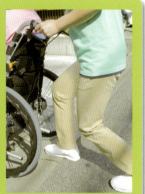

④ 段差を上がる 完了！

段差を上がれたら、声をかけて体調を確認する。

声かけ
段差を上がりましたよ。気分は悪くありませんか

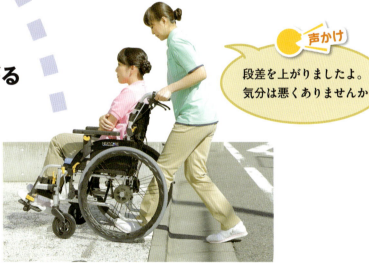

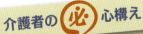

介護者の必心構え

介護が必要な状態になると、外出の機会が減ってしまうことがあります。家の中に閉じこもりがちな利用者にとって、**外の空気を吸ったり、景色を眺めたりすることは気分転換**になりますし、**近所の人とあいさつをしたり、馴染みの店で買い物をしたりすることはよい刺激**になります。とくに、認知症高齢者は地域とのかかわりを持ち続けることが、**認知症の進行を遅らせたり改善したりする**ために大切なことだといわれています。一方、介護者にとっても、気分転換となり、精神的負担の軽減に役立ちます。利用者・介護者双方によい効果を与える"外出の機会"を増やしていきましょう。

段差を下りる

段差を下りるときは、後ろ向きのまま下がります。

1 段差の手前で声をかける

段差の手前で、後ろ向きで止まり、後方と左右をしっかり確認する。これから段差を下りることを説明し同意を得る。

声かけ
○○さん、これから後ろ向きのまま段差を下りますよ。よろしいですか

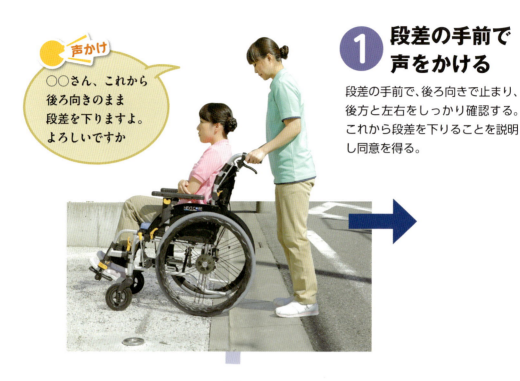

2 タイヤを下ろす

後ろ向きに進み、タイヤ(後輪)を地面につけたまま段差を下りる。

声かけ
後ろの車輪から段差を下りていきますね

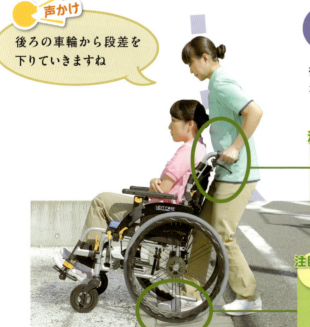

注目
グリップをしっかり握り、**介護者は体を車いすに近づけて操作する**ようにすると、安定して静かに下りることができる。

注目
タイヤは決して浮かさないようにする。段差を下りるときに、グリップを持ち上げてタイヤを浮かせると、キャスター(前輪)だけで車いすを支えることとなりグラグラして危険。

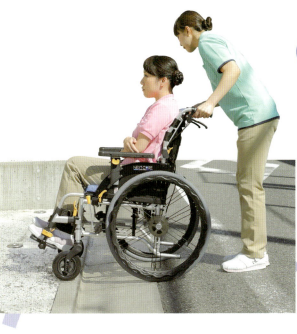

3 キャスターを縁まで下げる

キャスター（前輪）が段差の縁にくるまで後ろ向きに下がる。勢い余って落ちてしまわないように注意する。

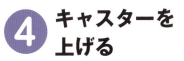

声かけ　前の車輪を持ち上げますね。少し揺れます

4 キャスターを上げる

ティッピングレバーに足を乗せ、キャスターを持ち上げる。

声かけ　段差を下りましたよ。気分は悪くありませんか

5 段差を下りる完了！

段差を越えたらキャスターを下ろす。声をかけて体調を確認する。

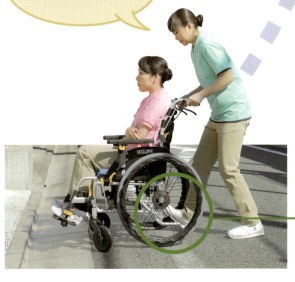

注目！　キャスターを下ろすときは、**ティッピングレバーに足を乗せて勢いを調節しながら**ゆっくり下ろす。

坂道を上がる

坂道を上がるときは、足を開いて安定した姿勢で押すようにします。

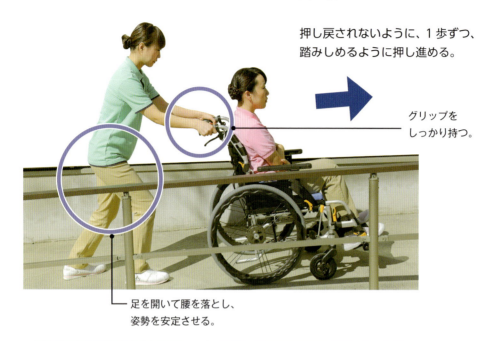

押し戻されないように、1歩ずつ、踏みしめるように押し進める。

グリップをしっかり持つ。

足を開いて腰を落とし、姿勢を安定させる。

坂道を下る

ゆるやかな下り坂であれば前向きで、急な坂道のときは後ろ向きで下ります。

声かけ
後ろ向きのまま坂を下りていきますね。よろしいですか

後ろ向きに下るときは、坂道の手前でいったん止まり、進行方向が安全であるかを確認する。ゆっくりと後ろ向きに進む。

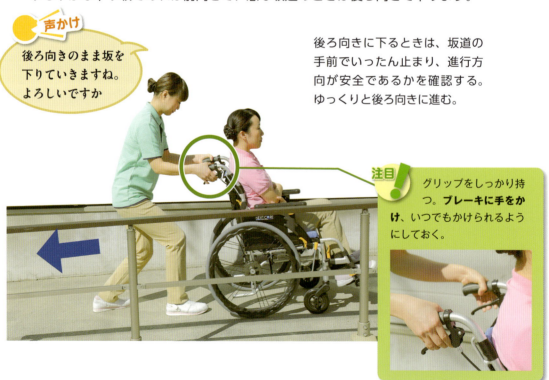

注目
グリップをしっかり持つ。**ブレーキに手をかけ**、いつでもかけられるようにしておく。

砂利道

砂利の凸凹により振動が強くなってしまうので、キャスターを上げて走行します。

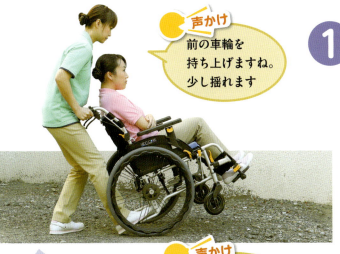

声かけ
前の車輪を持ち上げますね。少し揺れます

① キャスターを持ち上げる

ティッピングレバーを踏んで、キャスター（前輪）をしっかり持ち上げる。

➡ キャスター上げは P.81 参照。

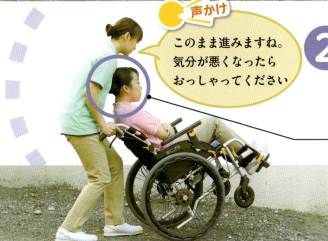

声かけ
このまま進みますね。気分が悪くなったらおっしゃってください

② キャスターを上げたまま進む

キャスターを持ち上げたまま、タイヤ（後輪）だけで進む。

胸のあたりで利用者の頭を支えるようにすると、安定する。

エレベーターへの乗り降り

エレベーターを利用するときは、前向きで入って、後ろ向きに出ます。ただし、十分なスペースがある場合は、中で方向転換をして前向きに出てもいいでしょう。

バリアフリー設計のエレベーターには奥に鏡がついている。後ろ向きに出るときには鏡で後方を確認してから出る。

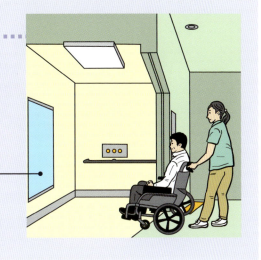

移動・移乗の介護に役立つ 福祉用具

車いす

利用者を乗せて移動する際に役立つ福祉用具。利用者が自分で操作できる自走型と、介護者が操作する介助型があります。利用者の状態や使用目的（場所）に応じて適切なものを選びましょう。

多機能型車いす［自走型］

アームサポートやフットサポート、座面の高さや座幅などが調整できる。さまざまな状況に対応可能。
▶使用例 P.80～87

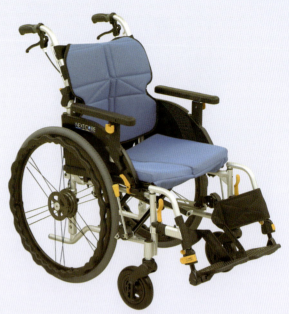

チルト・リクライニング車いす［介助型］

背もたれと座面の角度を自在に変えることができるので、姿勢の変換が必要なときなどに便利。

▼使用例

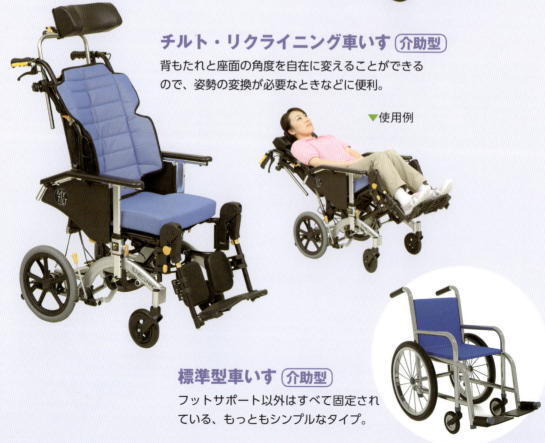

標準型車いす［介助型］

フットサポート以外はすべて固定されている、もっともシンプルなタイプ。

車いすのメンテナンス

車いすの点検は介護者の大切な仕事のひとつです。主な点検個所と確認の際のポイントをおさえておきましょう。

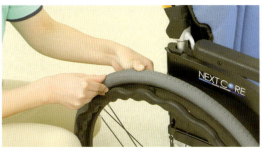

点検① タイヤの空気圧
指の腹で押して凹むようであれば空気圧が足りていない。定期的に空気を充てんする。

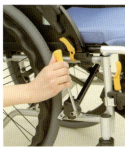
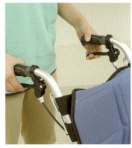

点検② ブレーキ
ブレーキの利きを確認する。制動用のブレーキレバー（右）、駐車用のブレーキレバー（左）ともに確認する。

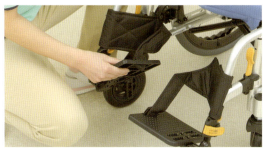

点検③ フットサポート
ぐらつきがないかを確認する。

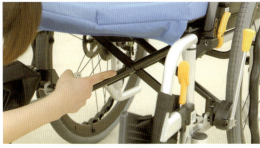

点検④ 座面の下の支え
ゆるみがないかを確認する。ゆるんでいると、車いすがぎくしゃくして乗り心地が悪くなる。

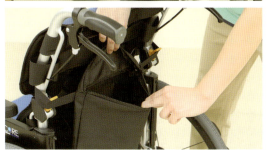

点検⑤ 専用工具
車いすには専用工具がついている。バックレストの裏のポケットに入っていることが多いが、どこにあるかを確認し、いつでも使えるようにしておくこと。

杖

歩行を補助するために使う福祉用具。もっとも一般的なステッキ型をはじめ、安定性の高いもの、グリップに特徴があるものなどがあります。

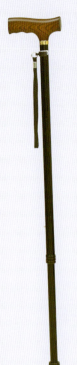

一本杖（T字型）
もっとも一般的なステッキタイプ。身体状況が比較的よい人に適している。
▶使用例 P.64〜67

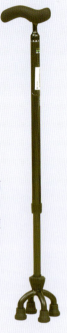

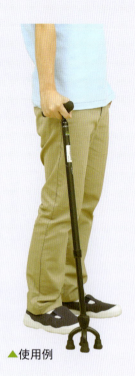

多点杖（可動式）
一本杖よりも安定性が高いうえに、支柱が前後に可動するので、平坦な道だけでなく坂道などでも使用可能。

▲使用例

移乗の福祉用具

利用者を移動・移乗する際に便利な福祉用具。持ち上げるのではなく滑らせることで、介護者・利用者双方の負担を軽減してくれます。

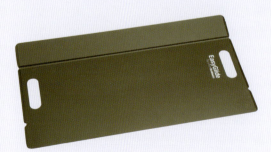

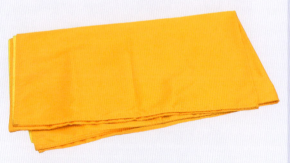

トランスファーボード
ベッドから車いすや車への移乗の際に使用する。座位姿勢のままお尻の下に敷いて、ボードの上を滑らせるようにして移動させる。
▶使用例 P.74〜75

スライディングシート
ベッドに寝ている利用者の体位変換の際に使用する。滑りやすい素材となっているため、利用者の体の下に敷くと移動が楽になる。
▶使用例 P.33

PART 3

食事の介護

口からものを食べることの意義を正しく理解したうえで、利用者に「安全に」「おいしく」「楽しく」食べてもらえるような介護技術を身につけます。食事の環境や飲み込みやすい姿勢にも配慮した介助を心掛けましょう。

1 食事の介助の心構え

PART 3 食事の介護

口からものを食べることの意義を考える

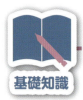

基礎知識

食事の介助は、利用者に「安全に」「おいしく」「楽しく」食べてもらえるようにすることが基本となります。食事の意義や嚥下のしくみをしっかり理解し介助にいかしましょう。

要点整理 「食事＝食べる」という行為を正しく理解する

食事は、ただ単に体に必要な栄養素を補給するためだけのものではありません。介助をする際には、その意義を考えることも大切です。食事の介助の際に知っておくべきポイントは、次の3つにまとめられます。

- 食事の意義を考える
- 嚥下（飲み込み）のしくみを理解する
- 食事環境や姿勢に気を配る

「食事＝食べる」の意義を考える

食事とは、「口からものを食べる」「五感で味わう」ということであり、この行為には3つの意義があります。これらの意義を理解したうえで介助を行うようにしましょう。

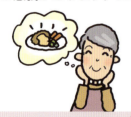

必要な栄養を摂取する

食事の第一の目的は、**生命を維持するために必要な栄養素を摂取すること**。利用者には、バランスのよい食事を摂ってもらうようにします。また、疾病や嚥下障害（※）などがある場合は、それらに配慮したメニューや食事形態にも気を配る必要があります。

五感で味わい、楽しむ

まな板の上で包丁を使う音を聞いて食欲が増すことがあります。また、食器に盛りつけられた料理を見たり、香りをかいだり、食感の違いによっても、私たちの食欲は刺激されます。**味覚以外の感覚も使うことで、食事は「楽しさ」や「喜び」につながります。**

コミュニケーションをはかる

食事の時間が**他者との関係を深めるためのコミュニケーションの場となる**ことは、日常生活の中でもよくあります。とくに施設などで、大勢で食事をする場合には、食事の席にも気を配るなど、居心地のよい環境を整えることも必要となります。

※嚥下障害…うまく食べたり、飲み込んだりできない状態。

嚥下のしくみを理解する

　食べ物を飲み込むことを嚥下といい、飲み込むまでには下の図のように、先行期から食道期までのプロセスがあります。このプロセスがうまくいかないと、食事が気道に入り込んでしまい（誤嚥という）、窒息や誤嚥性肺炎の原因となります。

❶ 先行期（認知期）

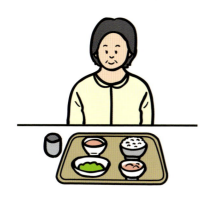

・食物の形、色、においなどを認知する。
・唾液が分泌される。

❷ 準備期（咀嚼期）

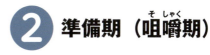
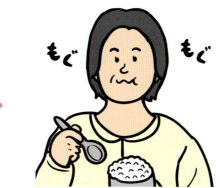

・食物を口に取り込み、咀嚼し、飲み込みやすい形状にする。

❸ 口腔期　❹ 咽頭期　❺ 食道期

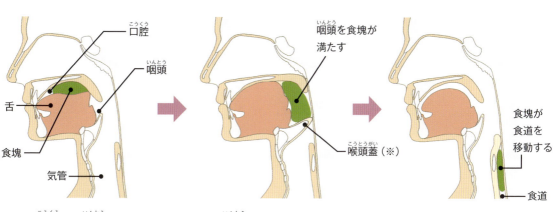

❸
・食物を口腔から咽頭に送り込む。
・移送は主に舌で行われる。

❹
・食物を咽頭から食道に送り込む。
・咽頭粘膜に食物が触れると嚥下反射が起き、食道へ送られる。

※喉頭蓋…食物が気管に入らないように閉まる蓋。

❺
・食物を食道から胃に送り込む。
・蠕動運動（※）、重力、口腔内圧によって胃へ送られる。

※蠕動運動…消化管などの臓器の収縮運動のことで、食物を移動させる役割がある。

正しく飲み込めたかを確認する

ものを飲み込むときには「のどぼとけ（甲状軟骨）」が少し上がります。これは、のどぼとけに軽く触れておくとよくわかります。ただし、食事の介助をしている最中に、相手ののど元に触れるのは難しいことなので、利用者の食べている様子をしっかり観察し、飲み込みを確認できるようにしておきましょう。

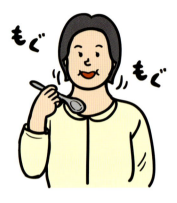

介助の際は、利用者の食べている様子をしっかり観察する。

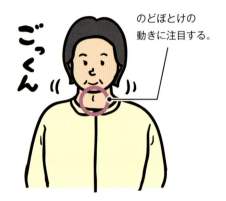

のどぼとけの動きに注目する。

「ごっくん」と同時に、のどぼとけが上がればきちんと飲み込めている。

体感してみよう！　飲み込みがスムーズに行えていないときは……？

「食事の際にむせやすい」「飲み込みづらい」など嚥下障害がある場合は、嚥下体操を行うとよいでしょう。

嚥下体操とは、飲み込みにかかわる筋肉の動きをよくするための準備体操のようなもので、日常のリハビリとしても有効です。

利用者の体の状態に合わせ、無理のない範囲で取り入れるといいでしょう。食事前に行うのが効果的です。

■嚥下体操を行うときの正しい姿勢

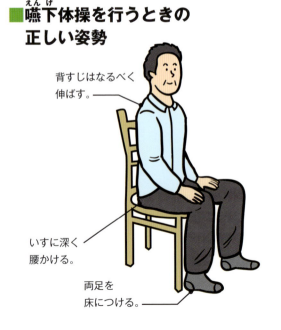

背すじはなるべく伸ばす。

いすに深く腰かける。

両足を床につける。

嚥下体操

■口の運動 …「あ」「い」「う」と声を出しながら、大きく口を動かしていきます。

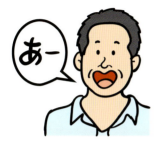 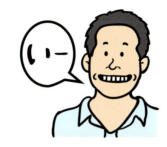 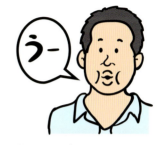

❶大きく口を開けて「あー」という。

❷口を横に引いて「いー」という。

❸口をすぼめて「うー」という。
❶、❷、❸を3回くり返す。

■舌の運動 …舌を前後・左右・上下に動かしていきます。

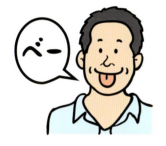 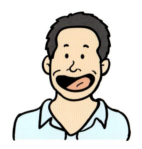 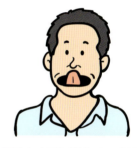

❶舌を前後に動かす。「ベー」と出して引っ込める。2回くり返す。

❷舌を左右に動かす。唇の両端に舌の先端をつける。2回くり返す。

❸舌を上下に動かす。上唇と下唇をなめる。2回くり返す。

■頬の運動
…頬をふくらませたり、へこませたりしていきます。

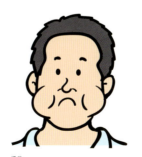 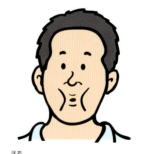

❶頬を「プーッ」とふくらませる。

❷頬を思いきりへこませる。
❶、❷を2回くり返す。

PART 3　食事の介護

2 食事のときの姿勢と介助

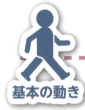

基本の動き

食卓について食事を摂る

利用者が自分で食べることができるときも、介護者が介助するときも、常に利用者が正しい姿勢で食事できるように支援しましょう。

要点整理　正しい姿勢を理解し、介助の際にも意識する

食卓まで移動し、いすに座って食べることができる場合は、誤嚥などを予防するためにも座位姿勢に気をつけます。正しい姿勢は、次の3つがポイントとなります。

- 両足を床につけて、深く腰かける
- 背すじをできるだけ伸ばす
- 首が反り返らないようにあごを引く

また、麻痺などがあって介助が必要な場合も、介護者は利用者の姿勢に十分注意することが大切です。利用者の食べるペースに合わせた介助を行っていきましょう。

体感してみよう！　よくない姿勢で食べると、誤嚥をまねく？

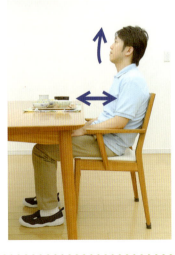

NG ✕

あごが上がっていると飲み込みにくい！

背中が後ろに倒れ、お尻がずり落ちそうな座り姿勢は、あごが上がってしまっているため飲み込むことが難しくなる。また、テーブルと体の距離も離れてしまっているので、こぼしやすい。

➡ いすにしっかり深く腰かけてもらうようにすることで、自然と背すじが伸び、あごも自然に引かれる。

正しい姿勢を確認する

正しい姿勢で食事を摂ることで、食べ物が飲み込みやすくなり、誤嚥などを予防できます。食事を摂るときの正しい姿勢とは、「深く腰かけ」「背筋が伸び」「あごを引いた」姿勢です。

テーブルとの距離
テーブルと体の間はこぶし1個分程度あける。

深く腰かける
いすの背もたれに背中をつけて座ると安定する。食べるときには、やや前かがみになると嚥下を促す。

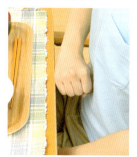
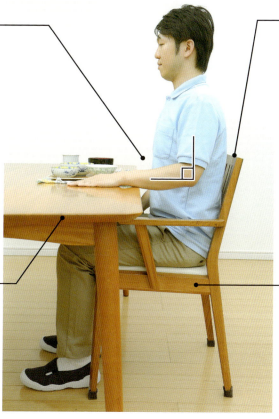

テーブルの高さ
机の上に手をおいたときに、ひじの角度が90度になるくらいの高さが適切。

いすの高さ
深く腰かけて座ったときに、床に足の裏がしっかりつけられる高さが適切。足がつかないときは、足元に台をおくなどして調整する。

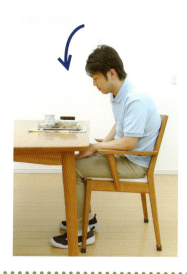

NG ✕

前かがみになりすぎていると苦しさを感じやすい！

食べるときに前かがみになりすぎていると腹部が圧迫されて食事が思うように進まないだけでなく、腰にも負担がかかってしまう。気道に食べ物が入ってしまう誤嚥にもつながりやすい。

➡ いすやテーブルの高さを利用者に合わせることで、利用者の姿勢を改善することができる。

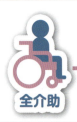

PART 3 食事の介護

2 食事のときの姿勢と介助

横に座って食事の介助をする

全介助

麻痺などがあり、自分で食べることが難しい利用者に対しては介助が必要となります。ゆっくりと食事を楽しんでもらえるような介助を心掛けましょう。

① 利用者の横に座る

介護者：利用者の横、テーブルに対してはやや斜めに座り、声をかける。

利用者：正しい姿勢（→ **P.97 参照**）で座ってもらう。

声かけ

○○さん、お食事ですよ。どんなメニューか見てください。おいしそうですね。よい香りもしますね。ゆっくりと食事を楽しんでくださいね

注目
声かけをしてから食事を始めることが大切。**利用者の五感に働きかけて食事を楽しんでもらう**ようにしよう。

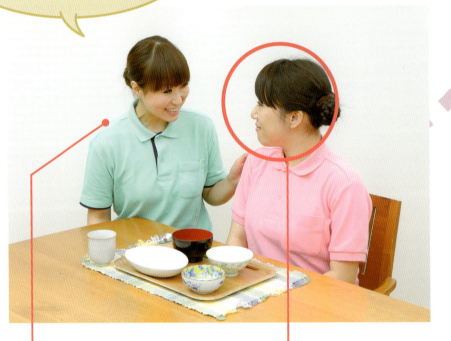

確認　利用者ののど元が見えるか

飲み込みの様子（もぐもぐ、ごっくん）を確認するためにも、**利用者の顔やのどが見えるような位置に座る**ことが必要。

確認　目はしっかり覚めているか

声かけに対する反応を見て、**目がしっかり覚めているか（覚醒しているか）**を確認する。嚥下の「先行期」にあたるため、しっかりとこれから食べるものを認識してもらうことが大切。

② 下から口へ入れる

介護者：ティースプーンに1杯程度（お箸の場合も少量ずつ）とり、少し下から利用者の口元まで持っていく。

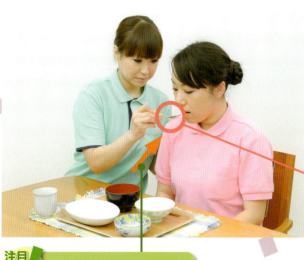

注目！ 自分で食べるときと同じ軌道でスプーンや箸が口元まで運ばれるようにすると、利用者は食べやすい。

確認 一度に口に入れる量は適当か

一度に口に入れる量は、利用者の状態によって違ってくる。「ティースプーンに1杯程度」というのはあくまでも目安。**それぞれに合った適当な量を確認しよう。**

③ 斜め上に抜く

介護者：ティースプーンを口から抜くときは、斜め上に向かって抜く。食事が自然と口の中に残るようにする。

声かけ
○○さん、よく噛んで味わって食べてくださいね

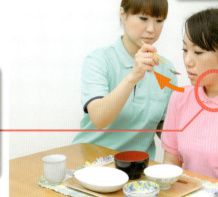

注目！ 食事が口の中に入ったら、**しっかりと咀嚼できるように声かけをする。** 咀嚼をしっかりすることが嚥下を促すことにつながる。

確認「もぐもぐ、ごっくん」していたか

利用者の口元、のど元をよく観察し、**飲み込まれたことを確認してから、次の食事を口に運ぶようにする。**

NG✕

立ったまま上から入れると誤嚥しやすい！

利用者のあごが上がってしまうので、嚥下が難しくなり、誤嚥をまねく原因となる。また、向き合った状態でスプーンや箸を差し出すのも、利用者にとっては圧迫感があり、落ち着かないのでよくない。

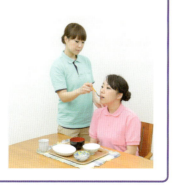

食事の介護に役立つ 福祉用具

箸・カトラリー・食器

手をうまく動かせない人にも使いやすいようさまざまな工夫が施された食事用具があります。柄の太さや角度など、利用者の状況に応じて選びましょう。

すくいやすいスプーン・フォーク

先端部分が深め・大きめの形状で、テーブルにおかれた器からでもすくいやすい角度となっている。

曲げられて握りやすいスプーン・フォーク

グリップを利用者の使いやすい角度に曲げて使うことができる。グリップ部分のスポンジの太さも、握力に合わせて調整可能。

補助クリップ付き箸

シリコン樹脂製のクリップ（取り外し可能）の働きで、ピンセットのように箸先を合わせることができるので食べ物をつかみやすい。

スプーンですくいやすい食器

器の内側に角がつくられているので、スプーンで食べるとき、最後まできれいにすくうことができる。

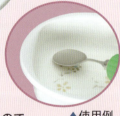
▲使用例

ホルダー付き吸い飲み

お茶や白湯を飲むときにはもちろん、流動食にも使うことができる。

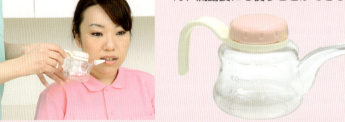
▶使用例

PART

4

排泄の介護

排泄の介護では、利用者の体の状況や環境に応じて、適切な排泄場所や排泄用具を選ぶことも大切です。排泄のしくみを理解したうえで、できるだけ自然な排泄を目指し、スムーズな介助方法を身につけていきましょう。

1 排泄の介助の心構え

PART 4　排泄の介護

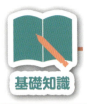

排泄のしくみを理解する

基礎知識

排泄は、生きていくうえで欠かせない生理機能のひとつです。そのためにも介護は、自然な排泄を目指して行われます。

要点整理　「安心」「気持ちよく」「スッキリ」「さっぱり」の排泄を支援

自然な排泄とは、利用者がトイレに行って用を足すことや、定期的に排泄があることをいいます。介護では、自然な排泄を目指して介助するのが基本です。そのうえで、次の点に注意することが大切です。

- プライバシーに配慮し、「安心」して排泄できる環境をつくる
- 失禁などを防ぎ「気持ちよく」排泄してもらう
- 便秘などを防ぎ「スッキリ」排泄してもらう
- 排泄後は陰部や肛門周囲を清潔に保ち、「さっぱり」してもらう

排泄のしくみを知る

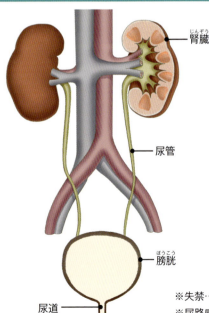

腎臓／尿管／膀胱／尿道

排尿

尿は腎臓でつくられ、尿管を通って膀胱に蓄えられた後、尿道を通って尿道口から排泄されます。腎臓→尿管→膀胱→尿道（尿道口）、この通り道を尿路といいます。

排尿の介助では、
- 失禁（※）せずに排尿ができること
- 尿路感染症（※）を予防すること

などを念頭においてケアすることが大切です。

※失禁…膀胱に蓄えられた尿が自分の意思とは関係なく漏れてしまうこと。
※尿路感染症…尿道口から入った病原菌が尿路を逆走して引き起こす。

排便

小腸で栄養が吸収された食物の残りは大腸を通りながら水分が吸収されて便になります。できた便は大腸の最後の部分（S状結腸）に溜まり、その溜まった便が直腸に下りてくると便意を催し、肛門から排便されます。

排便の介助では、
- 便失禁を予防すること
- 定期的に排便があること

などを念頭においてケアすることが大切です。

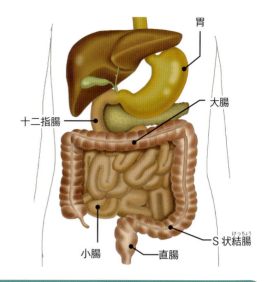

自然な排泄のために

次の点を意識した介助を心掛けることで、利用者の自然な排泄を促します。

1 トイレで排泄する

私たちはトイレで排泄することが当たり前となっています。そのため、ポータブルトイレ、便器・尿器、おむつなど、トイレ以外での排泄はすべて抵抗があるものです。安心した排泄のためにも、できるだけトイレで排泄できるよう支援します。

2 座って排便する

排便姿勢は座位が基本です。座ることで、正しい直腸肛門角（→P.121参照）となり、排便しやすくなります。寝たままでの排便は困難です。できるだけ座位で排泄ができるように支援します。

3 排泄習慣を大切にする

洋式トイレか和式トイレか、どの時間に排便するかなど、排泄には人それぞれの習慣があります。介護が必要となり、この習慣を変えざるを得ない場合もありますが、できるだけその利用者の排便習慣にそった排泄ケアを心掛けます。

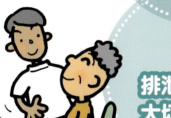

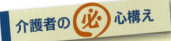

介助のタイミングを逃さないためにも、排泄に必要な一連の動作を理解しておきましょう。
〔尿意・便意を感じる→トイレに行く→下着を下ろす→便器に座る→用を足す→陰部を拭く→下着を上げる→手を洗う〕
利用者の状況によって、どこの部分で助けが必要なのかを適切にくみ取り、支援することが大切です。

排泄場所・用具の選び方

先にお話ししたとおり、排泄に必要な一連の動作を踏まえ、利用者が自分でできること、助けが必要なことを正しく理解します。排泄場所や用具は、下記のフローチャートを参考に適切なものを選んでください。　➡ **排泄用具は P.122～123 参照。**

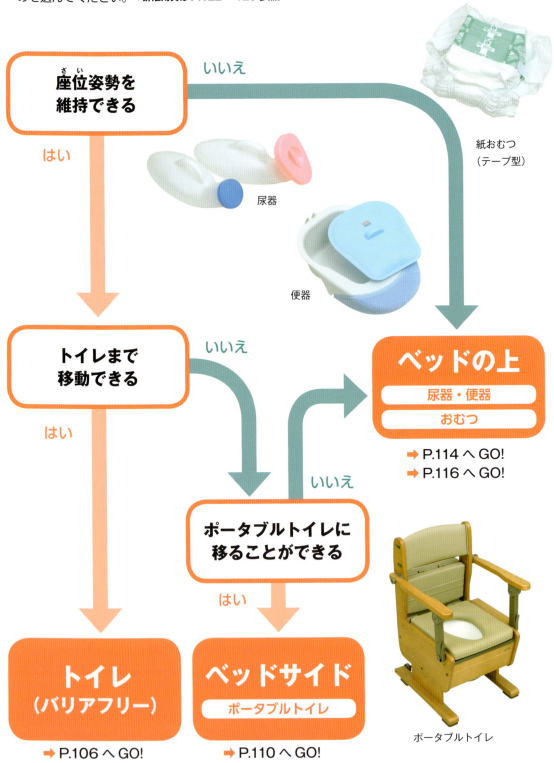

紙おむつ・パッドの選び方

介護用のおむつやパッドは、数多くの製品が販売されています。それぞれに特長があるので、利用者の状態や状況に合わせて選択します。機能やサイズだけでなく、経済性にも留意します。

下記のフローチャートは、利用者の状態に応じてどのようなタイプのおむつを選択すればよいのかの目安としてください。➡ **紙おむつ・尿取りパッドは P.123 参照**。

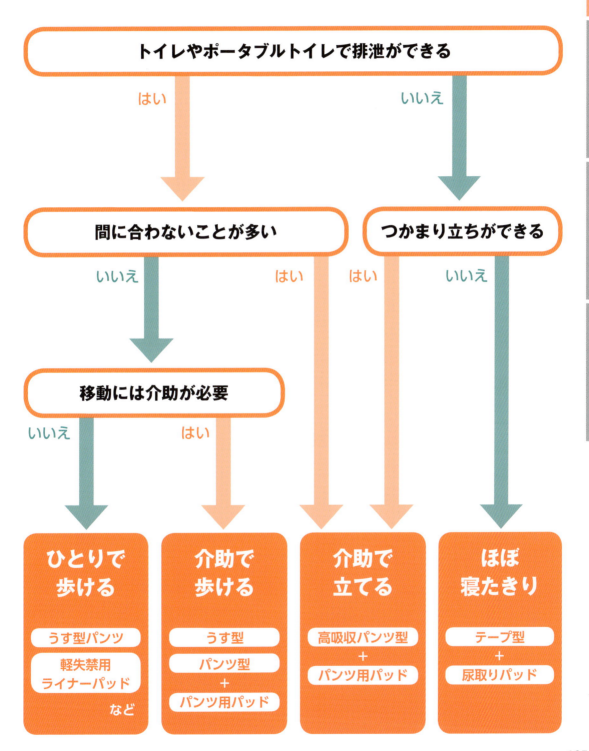

PART 4　排泄の介護

2 排泄の介助

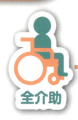

全介助

トイレでの排泄を介助する
●左に麻痺がある・車いすの場合

尿意・便意があり、介助にて車いすからトイレへの移乗が可能で座位を保つことができるうちは、できるだけトイレで排泄を行うよう支援しましょう。

要点整理　介助が必要なポイントを見極める

排泄の介助は、さまざまな介護技術を組み合わせて行います。利用者の身体状況や環境によって介助が必要な度合いは変わってきます。どのような介助が必要かを見極めるポイントを整理しておきましょう。

- トイレまでの移動に介助が必要か
- 車いすとトイレの移乗に介助が必要か
- ズボンの上げ下げに介助が必要か
- 後始末に介助が必要か

トイレの環境を整える

トイレは安全で、プライバシーに配慮された環境が整っていることが重要です。
　手すりや緊急用ブザーが付いているトイレは、介護もしやすく安心です。また、車いすを使用する場合は、段差がなく、十分なスペースがあることも必要な条件となります。

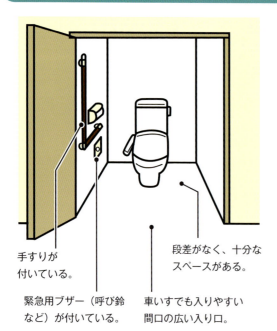

- 手すりが付いている。
- 緊急用ブザー（呼び鈴など）が付いている。
- 段差がなく、十分なスペースがある。
- 車いすでも入りやすい間口の広い入り口。

■車いすで入る場合に適したトイレ

利用者を乗せた車いすは、便器にできるだけ近づけ、便器と車いすが直角の位置になるようにおくのが基本です。そのため、便器が入り口に対して横向きに配置されているトイレのほうが、利用者を便座に移乗しやすいといえます。

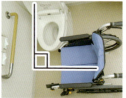

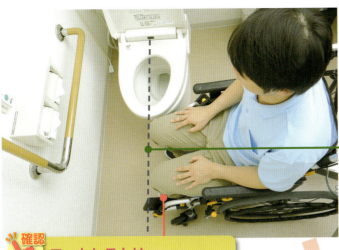

1 車いすを便器に近づける

介護者：車いすを便器に対して直角に近づける。

注目！ 利用者の**ひざが便器の中央**にくる位置まで近づける。

声かけ
○○さん、これから立ち上がりますね。手すりにしっかりつかまって、おじぎをするように立ちましょう

確認 **フットレストは上がっているか**
便座への移乗の際に邪魔になってしまうので、車いすを十分近づけたら、ブレーキをかけ、**フットレストを外すか、跳ね上げる。**

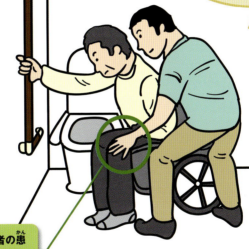

2 立ち上がらせる

介護者：利用者の患側（左）のひざと腰に手を添えて立ち上がらせる。車いすを外に出す。
利用者：手すりをつかんで立ち上がってもらう。

注目！ 介護者は患側に立ち、**利用者の患側のひざに手や自分のひざを添える**などして患側のひざ折れを防止する。

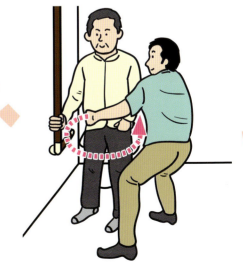

3 体を回転させる

介護者：利用者の腰（腸骨）を押して体を回転させ、トイレのほうにお尻を向ける。
利用者：手すりをつかんで立っていてもらう。

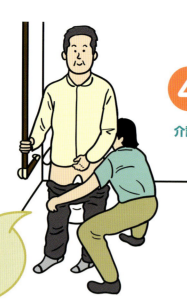

4 ズボンと下着を下ろす

介護者：ズボンと下着を太ももの途中ぐらいまで下ろす。

声かけ
ズボンと下着を下ろしますね。よろしいですか

5 便器に座らせる

介護者：腰を支えながら、ゆっくり便器に座らせる。
利用者：手すりをつかんで座ってもらう。

6 バスタオルをかける

介護者：座ったらバスタオルなどを前にかけて、その下でズボンと下着を下ろす。安全を確認し、退出する。

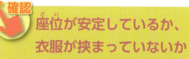

座位が安定しているか、衣服が挟まっていないか

ズボンや下着が便座と利用者の間に挟まっていると、尿で汚れてしまうことがあるので気をつけよう。また、**座位が保てる**利用者であれば、介護者はここで退出する。

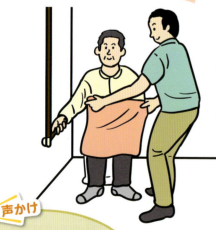

声かけ
しっかり座れていますか。終わったらコールして教えてくださいね

介護者の必心構え

ズボンや下着を下ろすときは**プライバシーに配慮**し、陰部ができるだけ露出しないようにします。立位の状態で、大腿部（太もも）の半分くらいの位置まで下ろし、**便座に座ってもらってからバスタオルをかけ**、その下で必要なところまで下ろすようにします。

7 用を済ましてもらう

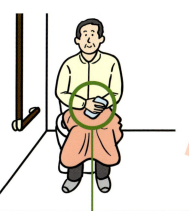

介護者：用が済んだのを確認したら、介護者は再び入室し、後始末を手伝う。
利用者：後始末が済んだら、バスタオルの下でズボンと下着を上げてもらう。

> **注目！** 利用者が自分で後始末できる場合は、本人にしてもらい、後始末が済んだ後に入室する。**手拭き用のおしぼりタオルなどを渡して手を拭いてもらう**ことも忘れないようにしよう。

> **声かけ**
> 手すりにしっかりつかまって、おじぎをするように立ちましょう。いち、にの、さん！

8 立ち上がらせる

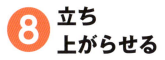

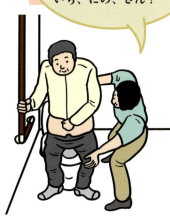

介護者：バスタオルを外し、患側のひざに手を添えて立ち上がらせる。
利用者：手すりをつかんで、立ち上がってもらう。

9 ズボンと下着を上げる

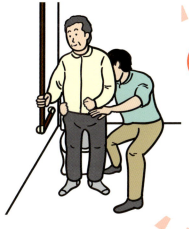

介護者：利用者の体を支えながら、ズボンと下着を上げる。車いすを入れる。
利用者：手すりをつかんで立っていてもらう。

> **声かけ**
> 車いすに深く座れましたね。気分は悪くありませんか

10 車いすに移り完了！

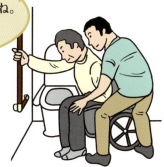

介護者：利用者を支えながら体の向きを変え、車いすに座らせる。最後に、体調を確認する。

PART 4　排泄の介護

2 排泄の介助

ポータブルトイレでの**排泄を介助する**

●右に麻痺がある場合

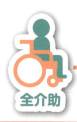
全介助

トイレまでの移動が困難な場合にはポータブルトイレを使用します。安全に移乗してもらうとともに、利用者のプライバシーを守ることも忘れないように介助しましょう。

① ポータブルトイレを設置する

介護者：介助バーを適切な位置に設置し、ポータブルトイレを利用者の患側におく。
利用者：ベッドの端に座ってもらう。

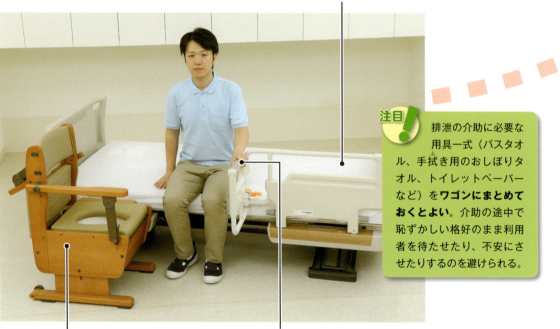

ベッドは、本人の立ち上がりやすい高さに調節する。

注目　排泄の介助に必要な用具一式（バスタオル、手拭き用のおしぼりタオル、トイレットペーパーなど）を**ワゴンにまとめておくとよい**。介助の途中で恥ずかしい格好のまま利用者を待たせたり、不安にさせたりするのを避けられる。

ポータブルトイレは利用者の患側におくことを基本とする。スペースがない場合は、利用者の状態に応じて適切な位置を決める。

介助バーはベッドに取り付けて使う福祉用具。移乗の際に手すりとして使う。

確認　適切なポータブルトイレを選べているか

ポータブルトイレにはさまざまなタイプがある。次の点に留意して選ぶようにしよう。
1. **おく場所**…おく場所の広さに合ったものを選ぶ。
2. **足元のスペース**…立ち上がるときに足を引くことのできるものがよい。
3. **便座**…利用者の体型に合ったものを選ぶ。高さ調整ができるもの、大きさの違う便座が付いているものもある。
4. **ひじ掛け**…ひじ掛け（アームレスト）は安定した座位をとるためには必要だが、移乗の際には邪魔になる。跳ね上げタイプのものが便利。
5. **見た目**…部屋におくため、家具調のものなど見た目にもこだわって選ぶとよい。

② 声をかける

介護者：利用者の正面に座り、目線を合わせて声かけをする。

利用者：立ち上がる前には、トイレのほうにお尻をずらし、介助バーに体が向くように座り直してもらう。

> 声かけ
> ○○さん、これからポータブルトイレに移っていただきますね

✋確認 足は少し引いた位置にあるか、介助バーにつかまっているか
立ち上がりやすいように、**少し引いた正しい位置に足があるか、介助バーにつかまって**、前傾姿勢をとる準備ができているか確認しよう。

③ 立ち上がらせる

介護者：利用者の患側（右）の腰に手を添えて立ち上がらせる。

利用者：介助バーをつかんで、立ち上がってもらう。

> 声かけ
> 介助バーにつかまって、おじぎをするように立ち上がりますよ。いち、にの、さん

注目！ 介護者は患側に立ち、利用者の**患側のひざに自分のひざを添える**などして患側のひざ折れを防止する。

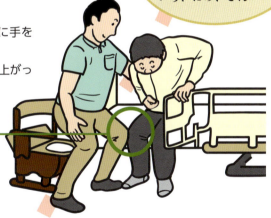

④ 体を回転させる

介護者：立ち上がれたら、そのまま腰（腸骨）を支えて体を回転させ、お尻をポータブルトイレのほうに向ける。

利用者：介助バーをつかんでいてもらう。

> 声かけ
> ふらつきはありませんか。介助バーをしっかり持ってくださいね

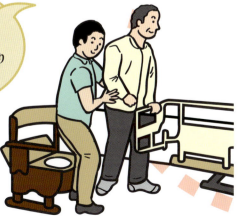

5 ズボンと下着を下ろす

介護者：ズボンと下着を太ももの途中ぐらいまで下ろす。
利用者：介助バーをつかんで立っていてもらう。

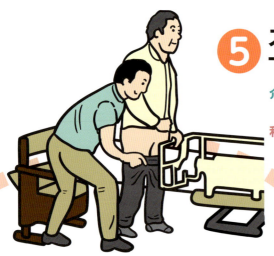

声かけ
おじぎをするように、静かに腰を下ろして座りましょう

6 便器に座らせる

介護者：トイレを利用者に近づけて、腰を支えながら便器にゆっくり座らせる。
利用者：介助バーをつかんで座ってもらう。

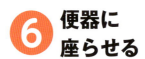

声かけ
しっかり座れていますか。終わったら呼び鈴を鳴らして教えてくださいね

7 バスタオルをかける

介護者：座ったらバスタオルなどを前にかけて、その下でズボンと下着を下ろす。安全を確認し、退出する。

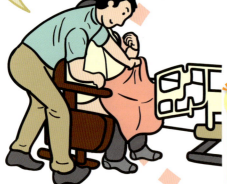

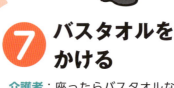

確認　座位が安定しているか、衣服が挟まっていないか

ズボンや下着が便座と利用者の間に挟まっていると、尿で汚れてしまうことがあるので気をつけよう。また、座位が保てる利用者であれば、介護者はここで退出する。

8 用を済ましてもらう

介護者：用が済んだのを確認したら、介護者は再び入室し、後始末を手伝う。

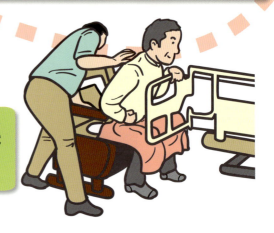

注目
前かがみの姿勢をとってもらい、**トイレットペーパーでお尻を前から後ろに向かって拭く**。利用者が自分でできる場合は本人にしてもらい、終わった後で手拭き用のおしぼりタオルを渡す。

9 ズボンと下着を上げる

介護者：後始末が済んだら、バスタオルの下でズボンと下着を上げてもらう。

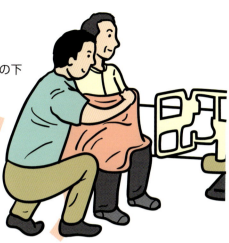

声かけ
後始末がお済みならば、ズボンと下着を上げられるところまで上げていただけますか

声かけ
介助バーにしっかりつかまって、おじぎをするように立ちましょう

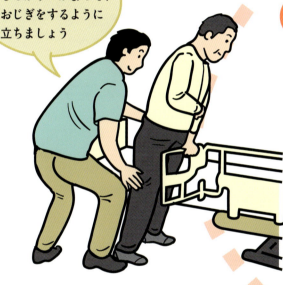

10 立ち上がらせる

介護者：バスタオルを外し、患側(かんそく)のひざと腰に手を添えて立ち上がらせる。ズボンと下着を上げる。
利用者：介助バーをつかんで立ち上がり、そのまま立っていてもらう。

11 ベッドに移り完了！

介護者：利用者を支えながら体の向きを変え、ベッドに座らせる。最後に、体調を確認する。

声かけ
すっきりしましたか。体調が悪くなったりしていませんか

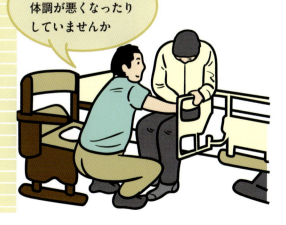

介護者の必心構え

利用者の中には、**排泄後のにおいを気にする**人もいます。気にさせないためにも、手早い片づけが求められます。立ち上がらせてズボンを上げたら、そのまま介助バーをつかんで立っていてもらい、その間に**速やかにトイレを利用者から離し、蓋(ふた)を閉めます**。その後で利用者をベッドに座らせ、落ち着いたところで、手早く排泄物を片づけます。それでも気になるようであれば、消臭剤を使いましょう。

PART 4　排泄の介護

2 排泄の介助

尿器・便器での排泄を介助する

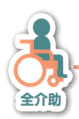
全介助

体調がよくないなどベッド上で安静にしなければならないときは、尿器・便器を使用します。通常、使用する機会はあまりないため、失敗がないよう十分に配慮して介助します。

尿器を使う排泄［男性の場合］

1 横向き姿勢を整える

介護者：プライバシーに配慮し、バスタオルなどを下半身にかけ、体を横向き（側臥位）にする。

利用者：バスタオルの下で、ズボンと下着を下ろしてもらう。

2 尿器を渡す

介護者：利用者に尿器を渡す。用が済んだのを確認したら、尿器を受け取り、手拭き用のおしぼりタオルを渡す。

利用者：自分で尿器を持ち、ペニスにあてて用を足してもらう。

🔵 **声かけ**
○○さん、これから尿器を使ってトイレを済ませていただきますが、よろしいですか

注：実際の介助の際には、用を足している間、下半身にバスタオルをかけておく。

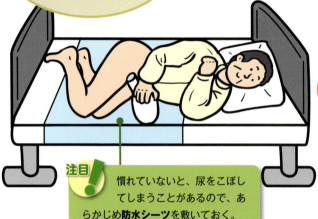

注目 慣れていないと、尿をこぼしてしまうことがあるので、あらかじめ**防水シーツ**を敷いておく。

尿器を使う排泄［女性の場合］

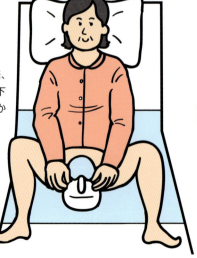

注：男性の場合同様、用を足している間、下半身にバスタオルをかけておく。

ベッドの背を上げて（60度ぐらい）上半身を起こし、ひざを軽く立てて足を開く。尿器を渡した後の基本的な介助の手順は、男性の場合と同じ。

✋ **確認　尿器の位置は適切か**

陰部に尿器をしっかりあてられているか、声をかけて確認する。女性の場合は、尿器の扱いが難しくこぼしやすいため、差し込み便器を使用する場合もある。

差し込み便器を使う排泄

① 体を横向きにして便器をおく

体を横向き（側臥位）にし、肛門の位置に合わせて便器をおき、体を仰向け（仰臥位）に戻す。

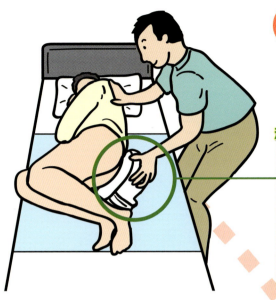

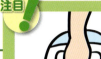
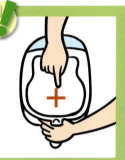

便器の受け取り口部分の中央が肛門部にあたるように位置を合わせる。

腰を浮かせることができる場合

仰向け（仰臥位）のままお尻を持ち上げてもらい、便器を差し込む。

② 排尿にも備える

男性：尿器を渡して、排尿に備える。
女性：排尿が一緒にあった場合に、尿の飛散を防止し、便器に尿を誘導するために細長く折ったトイレットペーパーを陰部にあてる。

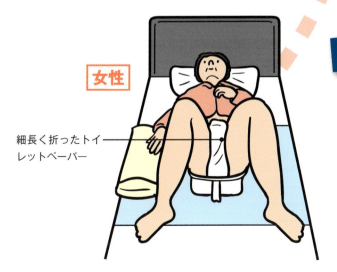

細長く折ったトイレットペーパー

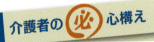

介護者の必心構え

プライバシーに配慮し、下半身にバスタオルなどをかけて、その下でズボンと下着を下ろすようにします。また、**ベッドの背を上げて上半身を起こすと腹圧が高まり、排便を促すことができます。**

排泄の介助の心構え

排泄の介助

陰部の洗浄

便秘を解消する介護技術

PART 4 排泄の介護 　　　　　　　　　　　**2** 排泄の介助

おむつ・尿取りパッドをあてる
● 男性の場合

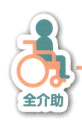

全介助

おむつにはさまざまな種類があり、利用者の状態、状況によって適切なものを選びます。ここではテープ型の紙おむつと尿取りパッドのあて方を説明します。

1 おむつを広げる

介護者：利用者の体を横向き（側臥位）にし、おむつを広げる。

> **注目**
> おむつの上端を利用者の**おへそまわりのラインに合わせてセット**する。

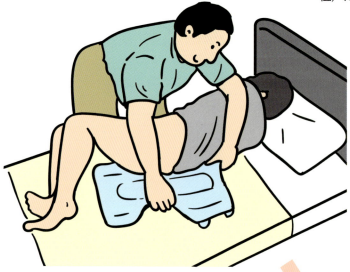

> **注目**
> 介護者は、利用者の体を横向きにした状態で作業をする際、**ひざを使って支える**と利用者の体が安定する。

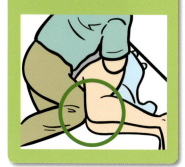

2 体を仰向けに戻す

介護者：広げたおむつの上に利用者の体を仰向け（仰臥位）にして戻す。おむつを持って「溝」をつくり、陰部にあてるように合わせる。

> **注目**
> **おむつに溝をつくる**ことで、股間にフィットさせることができ、違和感を軽減する。また、この溝に尿が誘導されるので、横漏れも防ぐことができる。
> 溝をつくる持ち方は「尿取りパッド」（➡ P.117 参照）の場合と同じ。

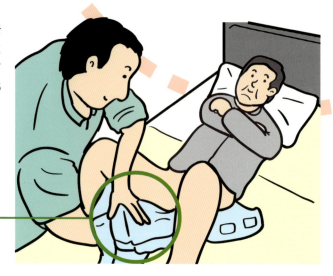

③ 紙テープを留める

介護者：おむつのテープを下から留めていく。

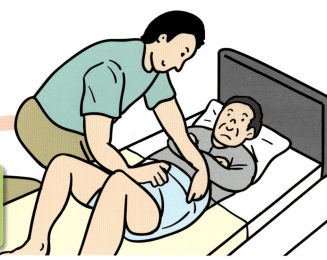

注目！ テープは必ず下から留めていく。上から留めると、股間に隙間ができやすくなる。

確認

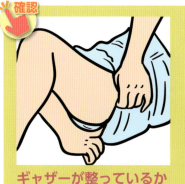

ギャザーが整っているか
足の付け根の**立体ギャザーがよれたり、つれたりしていないか**を確認する。ギャザーが触れる部分に指をまわし入れて整える。

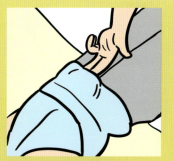

お腹まわりに余裕があるか
お腹まわりに**適度な余裕**がないと腹部を圧迫して苦痛を伴う。しかし、ありすぎるとおむつがずれてしまう。**指2本分を目安**にしよう。

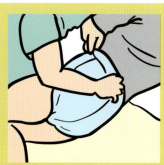

お尻の中心が合っているか
中心が合っていることでおむつがずれていないことを確認する。また、**しわやたるみがないか**もチェックしよう。

■尿取りパッドを重ねて使う

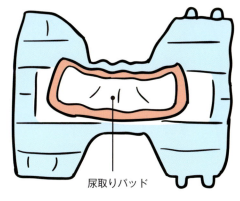

尿取りパッド

おむつと重ねて使うと、パッドの交換だけで済むことが多いため、介護者・利用者双方の負担を軽減できる。

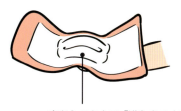

裏からつかんで「溝」をつくる。

尿をしっかり受け止められるように「溝」をつくる。この溝に尿が誘導される。
▶女性の場合は、あてる位置に留意する。
▶男性の場合は、男性用を使用する。

3　陰部の洗浄

PART 4　排泄の介護

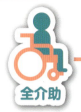

おむつ交換のときに陰部洗浄を行う

陰部の洗浄は入浴ができないときや、おむつ交換時に実施します。陰部洗浄は恥ずかしさが伴うものです。プライバシーに配慮し、手際よく実施することが求められます。

陰部の清潔を保つことに留意する

陰部は不潔になりやすく、尿路感染症などの原因となることから、清潔を保つことが必要です。おむつを使用している際には、1日1回、あるいは排便があるたびに陰部洗浄を実施します。実施の際に、介護者が気をつけるべき点をまとめておきましょう。

- ベッドの上で行うときは、防水シーツを敷く
- 介護用手袋（使い捨てのものが便利）をつける
- ガーゼやタオルは、陰部と肛門で使い分ける

介護用手袋は、感染予防のためにも必ず着用し、1回のケアごとに捨てるようにします。
➡「手袋の外し方」は P.173 参照

1　セッティングする

利用者の腰からひざくらいまでのところに防水シートを敷く。
バスタオルで上半身を覆い、プライバシーを保護しながら保温する。
洗浄器にお湯を入れ、陰部にかける。

準備するもの
- 防水シート
- 介護用手袋
- バスタオル
- ガーゼ2～3枚
- 洗浄器
- 入浴石けん
- タオル2～3枚
- お湯

＊お湯は40℃前後のもので、洗浄器に入れて準備する。

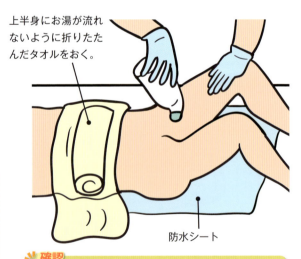

上半身にお湯が流れないように折りたたんだタオルをおく。

防水シート

 確認　便や尿がないか

おむつ交換の際は、おむつを広げ、**便や尿がないか**を確認し、肌が汚れている場合は、まず拭きとる。そして、汚れたおむつを外してから洗浄する。

2 陰部を洗う

人差し指と中指の2本にガーゼを巻く。

【女性】 感染予防の観点から、陰部から肛門部に向けて、前から後ろへと拭く。

【男性】 汚れがたまりやすい部分なので、ていねいにやさしく洗う。

① お湯をかけたら、陰唇を開いて内側を拭く。

① お湯をかけて亀頭周辺を洗う。包皮は傷つきやすいので注意する。

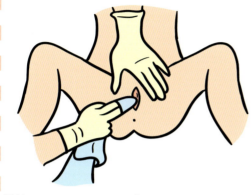
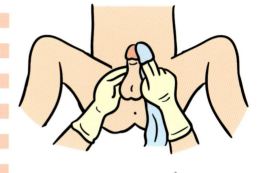

② 陰唇の外側もていねいに拭く。

② 陰茎を持ち上げるようにして拭く。陰のうのしわの部分などもていねいに拭く。

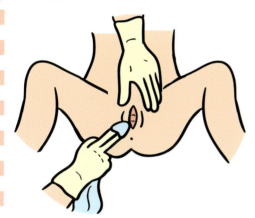
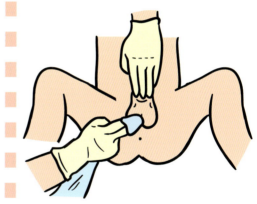

3 石けんを洗い流す

石けんを使用する場合は、洗浄後洗い流す。

4 お尻を洗う

ガーゼを替え、肛門とその周囲をていねいに洗い、お尻も拭く。

5 タオルで拭く

乾いたタオルで水分をしっかり押し拭きする。

PART 4　排泄の介護

4 便秘を解消する介護技術

基礎知識

便秘を防ぐ生活習慣を知る

便通が数日以上滞ると、お腹が張るなどの苦痛を伴います。介護を必要とする利用者は運動不足になりがちです。便秘を防ぐポイントを正しく理解しておきましょう。

要点整理

生活習慣を改善し、便秘を解消する

便秘は、生活習慣を改善することによって解消させていくことが可能です。利用者が便秘に苦しんでいるようであれば、介護者は、排便のしくみ（→ P.103 参照）を正しく理解したうえで、次の4つの点に気をつけた生活改善を提案していくことが必要でしょう。できるだけ自然な便通を目指していきます。

- 改善ポイント① 便秘に効く食事を心掛ける
- 改善ポイント② 腸の蠕動運動を促進する
- 改善ポイント③ 排便の習慣をつける
- 改善ポイント④ 適切な排便姿勢をとる

便秘を防ぐ生活習慣

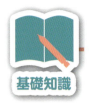

1 便秘に効く食事を心掛ける

- 食物繊維やオリゴ糖などが含まれた食事を摂る。
- 乳酸菌を含む飲料を摂る。
- 水分をしっかり摂る。

2 腸の蠕動運動を促進する

- 適度な運動をする。
- 腹部を温めたり、マッサージしたりする。
- 胃・大腸反射（※）を促す。

※胃・大腸反射…食事や水分が胃に入ると、大腸の強い蠕動運動（→ P.93 参照）が始まること。

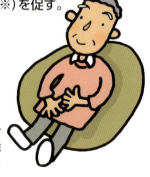

3 排便の習慣をつける

- 決められた時間にトイレに行くようにする。
- 便意がなくても便座に座るようにする。

4 適切な排便姿勢をとる

- 足をしっかり床につけた座位姿勢で排便する。
- 適切な直腸肛門角（およそ120度）になるように前傾姿勢をとる。

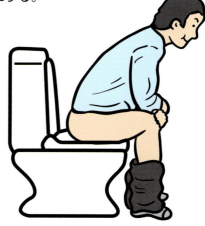

両ひじをひざの上におくと前傾姿勢をとりやすい。また、手すりなどがあるときはそれにつかまると腹圧をかけやすい。

直腸肛門角

直腸肛門角は120度くらいでほぼ一直線になるため、これで排便がしやすくなる。また、前傾姿勢は腹圧をかけやすく、排便をさらにスムーズにする。

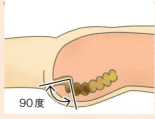

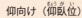

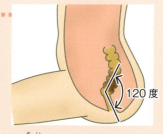

仰向け（仰臥位） 90度　　座位（前傾姿勢） 120度

排便を促す朝の習慣

利用者の多くは、加齢や運動不足による機能や筋力低下が原因で便秘になりやすくなっています。利用者の便秘に気づいたら、毎朝の行動を改善し、新たな習慣づけを促してみてください。

朝、起きたらコップ1杯の水を飲む

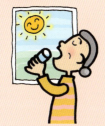

胃・大腸反射により腸が動き出す。

→

朝食をしっかり摂る

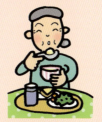

大腸の蠕動運動が促され、S状結腸に溜まっていた便が直腸に下りてくる。

→

トイレに座る

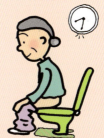

便意がなくても決まったタイミングで座るようにし、排便の習慣をつける。

→

適切な排便姿勢をとる

ただし、便が出そうにないときは無理をしない。

排泄の介護に役立つ 福祉用具

排泄用具

トイレでの排泄が困難な場合、排泄用具を使用します。持ち運べるトイレや便器・尿器、おむつなどさまざまな種類があります。

➡ 適切な排泄用具の選び方は P.104 参照

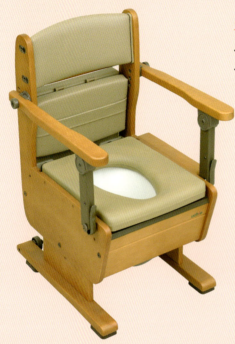

ポータブルトイレ

ベッドサイドにおいて使用する。
ベッドから起きて座位姿勢がとれることが条件。

▶使用例 P.110 〜 113

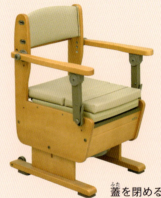

蓋を閉めるといすとしても使える。家具調タイプなら、どんな部屋にもよく馴染む。

尿器・便器

ベッド上で寝たまま使える排泄用具。尿器には男性用(左)と女性用(右)があり、自分で持って使う。

▶使用例 P.114 〜 115

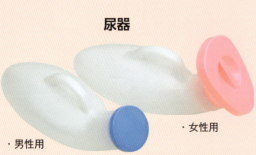

尿器
・男性用
・女性用

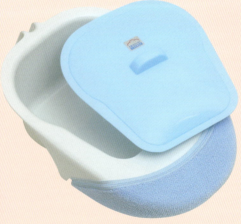

差し込み便器

紙おむつ・尿取りパッド

寝たきりで尿意や便意を感じにくい人にはおむつを使用する。
利用者の体型や尿量、使用目的に応じて尿取りパッドを併用する。

➡ **適切なおむつとパッドの選び方は P.105 参照**
▶ 使用例 P.116 〜 117

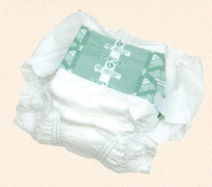

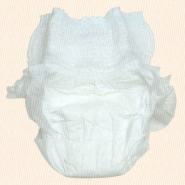

テープ型おむつ
寝て過ごす時間が長い人や夜間の使用に適している。尿取りパッドと併用して使うことで介護の負担を軽減する。

パンツ型おむつ
うす型なので通常の下着と同じ感覚で身につけられる。ひとりで行動できる人や外出時に適している。

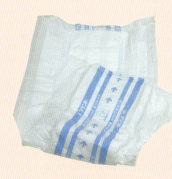
・大判サイズ

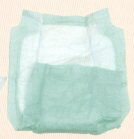
・パンツ用（高吸収）

・パンツ用

尿取りパッド
尿量や着用時間によって、併用するパッドも使い分ける。

そのほかの福祉用具

排泄介助では、利用者の陰部を拭いたり、洗浄したりすることも必要となります。適切な用具を使用し、清潔な状態で介助を行います。

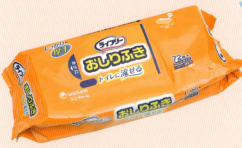

防水シート
布団を汚さないために敷く使い捨てシート。

おしりふき
しっかり拭ける大判タイプのウェットティッシュ。

陰部洗浄用ボトル
ピンポイントでシャワーをあてることができる。

高齢者の脱水を防ぐために

　人間は、脱水を防ぐために予備の水分を体内に蓄えているのですが、高齢者になると、この予備量が減ってしまい、簡単に脱水となってしまいます。そのうえ、排尿が近くなることを気にして、あえて水分を摂らなかったり、生理的変化からのどの渇きを感じにくくなったりして、長時間水分を摂らないまま過ごしてしまうことがあります。

　高齢者の脱水を防ぐためには、**本人が意識することはもちろんですが、周りにいる人が水分を摂るよう勧めること**が大切です。一度にたくさんの水分を摂取するのは苦痛を伴うものですから、こまめに摂れるように働きかけましょう。

　また、日頃から**脱水症状をいち早く発見し、適切な対応ができるように観察しておくことも重要**です。高齢者の場合は、あっという間に脱水に陥ることがありますから、とくに注意します。

■脱水が起きているときに現れやすい症状

- 皮膚が乾燥する
- 唇や口腔粘膜が乾燥する
- 体温が上がる
- 尿量が減少する
- 脈が速くなる
- 血圧が低下する
- ぼんやりしたり、めまいを起こしたりする　　　など

そもそも「脱水」とは？

　人間は、排尿して体に有害な体内の老廃物を捨て、汗をかいて体温を調整しています。また、吐く息や皮膚から自然に蒸発する水分もあります。これらが体の外に出ていく水分です。出ていくばかりだと、体は水分不足になり、いわゆる「脱水」と呼ばれる状態になります。

　脱水を防ぐためには、「出た分を入れる」――このバランスを保つことが重要となります。基本的に必要な水分量は、水やお茶、みそ汁などの食事から摂取します。ただし、暑い日や運動をしていつもより汗をかいたときは、その分も補わなければなりません。

脱水を防ぐために必要な摂取水分量の目安＝1日1,500cc程度

PART 5

入浴の介護と身体清潔

浴槽への出入りのための介助とともに、入浴が難しい利用者に対して行う清拭(せいしき)(体を拭(ふ)く)や部分浴、整容(身だしなみ)の介助について学んでいきます。プライバシーに配慮した正しい介護技術を身につけていきましょう。

1 入浴の介助の心構えと準備

PART 5　入浴の介護と身体清潔

安全・安楽に入浴するために準備する

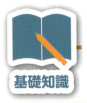
基礎知識

体が温まる入浴は、利用者にとっては楽しい時間です。一方で、体調の急変や転倒などの危険も伴います。安全に入浴してもらえる知識と技術を身につけましょう。

要点整理

入浴による5つの効果を知る

入浴には、清潔を保つことのほかに、実にさまざまな効果があります。これらをよく理解したうえで、利用者の体の状況に応じた介助をすることが大切です。

- 汗や汚れを落とし、清潔を保つ
- 血行をよくし、筋肉の緊張を解く
- 新陳代謝をよくする
- 身体的にも、精神的にもリラックスする
- 水中では浮力が生じ、関節への負担が軽減する

浴室の環境を整える

1 浴室内を温めておく

浴室内は24℃前後に温めておくとともに、脱衣場との温度差をなくし、ヒートショック（※）による事故を防ぎます。

※ヒートショック…温度差によって血圧の急激な変動を起こすことをいう。心疾患や脳血管障害を引き起こし、入浴中の溺死や突然死の原因となる。

2 お湯の温度は中温にする

中温（38〜41℃）のお湯に入ると副交感神経が刺激され、血圧も安定し、リラクゼーション効果も高まるといわれています。

湯温と身体機能との関係

	38℃〜41℃（中温浴）	42℃以上（高温浴）
自律神経	副交感神経が刺激される	交感神経が刺激される
血圧	下降する	上昇する
筋肉	弛緩する	収縮する
胃腸の働き	活発になる	抑制される
気持ち（精神）	リラックスする	緊張する

3 転倒しにくい浴室に整える

浴槽の出入りの際に体を支える手すりをはじめ、移乗台、シャワーチェアなどが適切な位置にあるかを確認します。

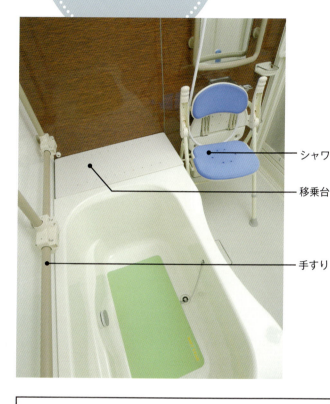

- シャワーチェア
- 移乗台（ベンチ）
- 手すり

4 浴室は常に清潔にする

入浴後は浴室の清掃を行い、浴槽や用具は必要に応じて消毒しておきましょう。入浴を楽しみにしている利用者のためにも、いつもきれいにしておくことも大切です。

安全に入浴するために～やることリスト

【入浴前】
- □ 声かけをして、入浴の意思と体調を本人に確かめる。
- □ 体温・血圧・脈拍などを測定し、入浴の可否を判断する。
- □ 排泄が済んでいるかを確認する。
- □ コップ1杯程度の水分補給を促す。
- □ プライバシーに十分配慮して脱衣を行う。

【入浴中】
- □ 体を洗うときは、できることは自分でしてもらい、自立を促す。
- □ 洗い残しのないように留意する。
- □ 浴槽の出入りは、利用者の体の状態に配慮して介助する。
- □ 湯につかる時間は5分程度とする。

【入浴後】
- □ 気分が悪くないか、体調を確認する。
- □ 入浴後は体力を消耗しているので、転倒などに十分に留意する。
- □ 湯冷めをしないように気をつける。
- □ コップ1杯程度の水分補給を促す。

2 入浴の介助

PART 5　入浴の介護と身体清潔

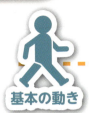

基本の動き

ひとりで浴槽に出入りする
● 麻痺が左にある場合

麻痺があることを想定した浴槽の入り方について見ていきます。この動作を理解することで、安全にそして自立を促しながら介助することができるようになります。

要点整理　麻痺がある場合は福祉用具と健側をうまく使う

麻痺がある場合でも、手すり、移乗台付きの浴槽、シャワーチェアなどを用意することで、自力での入浴が可能となる人もいます。正しい使い方をマスターするとともに、麻痺のないほう（健側）の手足をどのように扱えば、安全に無理なく浴槽への出入りができるようになるかを学んでいきましょう。

- 手すり、移乗台、シャワーチェアを利用する
- 麻痺のないほう（健側）が浴槽側にくるようにする
- 健側の手や足で支えながら体を移動させる

① シャワーチェアに座る

シャワーチェアの座面の中央に座る。

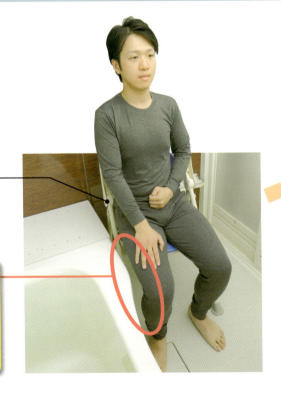

シャワーチェアは、浴槽に対して平行におき、浴槽の縁と同じ高さにしておく。

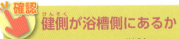

確認　健側が浴槽側にあるか

浴槽への出入りは**健側のほうから行う**のが基本。健側が浴槽側にくるようにシャワーチェアがおかれているかを確認する。

② 移乗台に移動する

健側の手で浴槽の縁をつかんで体を支えながら、移乗台にお尻を移動する。

移乗台がない浴槽ではバスボードを利用する。

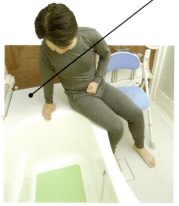

③ 足を浴槽に入れる

まず、健側の足を浴槽に入れ、次いで健側の手で患側の足を持って浴槽に入れる。

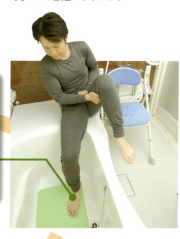

注目！ 片足を持ち上げるときはどうしてもバランスを崩しやすい。**重心を健側（右）の足に意識しておく**ようにすると安定する。

④ 体を浴槽に沈める

手すり（横）を持って、背中を浴槽の壁につけながら、体を少しずつ水中に滑り込ませていく。

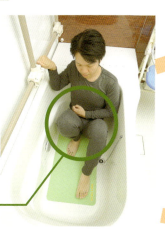

注目！ 健側のひざを曲げて踏ん張りながら、**患側は浮力を利用して自然に前に伸ばす**ようにする。

⑤ 完了！

足を伸ばし、健側の足の裏で浴槽内の壁を押して体を安定させる。

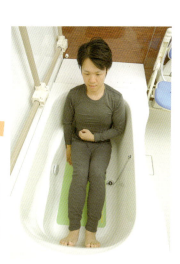

介護者の必心構え

浴槽が大きかったり、本人が小柄だったりして**足が浴槽内の壁に届かない場合**や、浴槽が深くて浮力で体が浮き上がり**座位が不安定になってしまう場合**は、**浴槽台**（→P.148参照）などを浴槽の中に入れて奥行や深さを調節するとよいでしょう。

浴槽から出るときは、
❶ 手すりをつかんで立ち上がり、
❷ 移乗台に座り、
❸ 入るときと逆に患側・健側の順で足を出し、
❹ シャワーチェアに移動する。
留意すべき点は、入るときと同じ。

PART 5　入浴の介護と身体清潔　　　2　入浴の介助

浴槽に入るのを介助する
● 麻痺が左にある場合

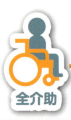
全介助

安全に、浴槽に入れるように介助します。ひとりで浴槽へ入るときの動作を参考に、利用者の状態や状況に応じて自立支援も意識した介助を心掛けましょう。

1 声かけをする

介護者：利用者の患側（左）のほうでしゃがみ、目線を合わせて声をかける。
利用者：シャワーチェアの中央に座ってもらう。

声かけ
○○さん、これから浴槽に入りますよ。よろしいですか

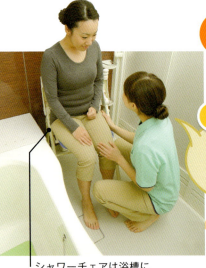

シャワーチェアは浴槽に対して平行におく。

2 移乗台に移動する

介護者：利用者の患側の腸骨とひざを支えながら移動を補助する。
利用者：健側の手で浴槽の縁をつかんでいてもらう。

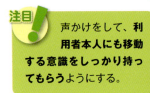

注目！
声かけをして、**利用者本人にも移動する意識をしっかり持ってもらうようにする。**

3 足を浴槽に入れる

介護者：患側の足を持って浴槽に入れる。
利用者：浴槽の縁をつかんで、健側の足を先に自分で浴槽に入れてもらう。

声かけ
浴槽に足を入れていきますよ。左足はお手伝いしますね

声かけ
右手で体を支えながら、少しそちらに体を傾けてください

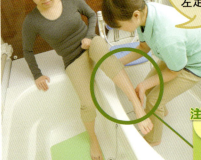

注目！
患側の足を持ち上げるときは、**ひざ裏と足首のあたりを下から持ってしっかり支える。**

④ お尻を前にずらす

介護者：利用者の患側の腰とひざに手を添えて動きを補助する。
利用者：健側の手で浴槽の縁をつかんで、お尻を前にずらす。

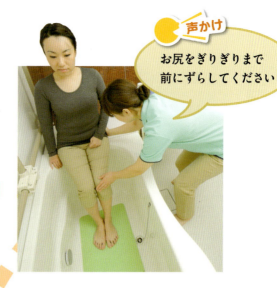

声かけ
お尻をぎりぎりまで前にずらしてください

声かけ
手すりにしっかりつかまってください。ゆっくり腰を下ろしていきますよ

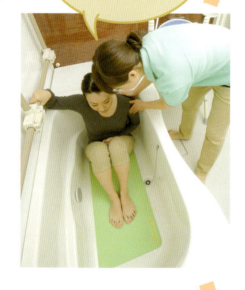

⑤ 体を浴槽に沈める

介護者：利用者の体を支えながら、少しずつ体を水中に滑り込ませていく。
利用者：健側の手で手すり（横）をつかんでいてもらう。

注目！
利用者の肩と腰に手をあてて、**おじぎをするように前傾姿勢をとってもらいながらゆっくり座らせる。**

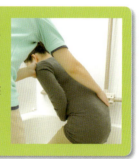

⑥ 完了！

介護者：最後に、体調を確認する。
利用者：足を伸ばし、健側の足の裏で浴槽内の壁を押して体を安定させる。

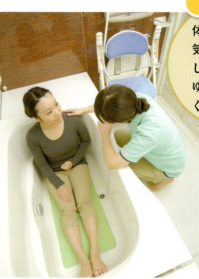

声かけ
体が浮いてきたり、気分が悪くなったりしていませんか。ゆっくり温まってくださいね

PART 5　入浴の介護と身体清潔

2　入浴の介助

浴槽から出るのを介助する
● 麻痺が左にある場合

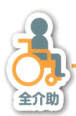
全介助

入浴後は体力が消耗したり、副交感神経が刺激されて、血圧が低下したりすることもあるので気をつけます。麻痺のある人はバランスを崩しやすいので十分留意して介助します。

① 手すりをつかむ

介護者：利用者と目線を合わせ、声をかける。
利用者：健側（右）のひざを立てて、手すり（横）をつかんでもらう。

注目！ 手すりを持つ位置は、**利用者が立ち上がるときに力の入りやすい場所**でよい。手すりがない場合は、浴槽の縁をつかむ。

注目！ 浴槽の底に滑り止**めマットを敷いておく**ことで、健側の足を踏ん張ることができる。

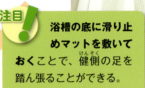

声かけ
○○さん、これから浴槽から出ますよ。よろしいですか

② 立ち上がらせる

介護者：利用者の肩と腰を支えながら、おじぎをするようにして立ち上がらせる。
利用者：手すりをつかみ、健側の足に力を入れて立ってもらう。

声かけ
立ち上がれましたね。ふらつきなどありませんか

③ 移乗台に座らせる

介護者：浴槽の移乗台に座らせて、お尻の位置を調整する。
利用者：健側の手で手すりをつかんで、浴槽の縁（シャワーチェア側）のほうへお尻をずらしてもらう。

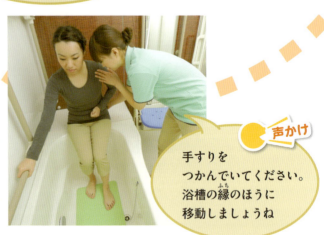

声かけ
手すりをつかんでいてください。浴槽の縁のほうに移動しましょうね

④ 患側の足を出す

介護者：利用者の患側の足を持って、浴槽の外に出す。
利用者：浴槽の縁をつかんで、体を健側のほうに傾けてもらう。

注目！ 患側の足を持ち上げるときは、**重心が健側にあるように意識して体を傾ける**ようにするとよい。

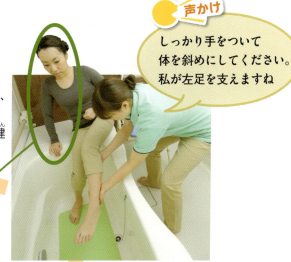

声かけ：しっかり手をついて体を斜めにしてください。私が左足を支えますね

⑤ 健側の足を出す

介護者：利用者の肩のあたりを支えておく。
利用者：浴槽の縁をつかんで、健側の足を自分で出してもらう。

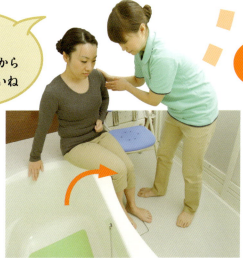

声かけ：右足はご自分で浴槽から出してくださいね

⑥ シャワーチェアに移動する

介護者：利用者の腰と肩を支えて移動を補助する。
利用者：浴槽の縁をつかんで、シャワーチェアに移動してもらう。

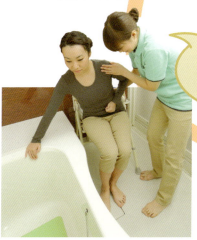

声かけ：シャワーチェアにお尻をずらすようにして移動しましょう

⑦ 完了！

介護者：最後に、体調を確認する。

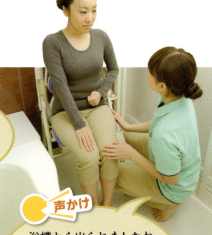

声かけ：浴槽から出られましたね。気分が悪くなったりしていませんか

PART 5　入浴の介護と身体清潔

3 清拭と部分浴の介助

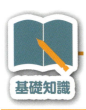
基礎知識

身体清潔の目的を知る

入浴が難しい利用者に対しては、清拭や部分浴を行うことによって体の清潔を保ちます。利用者の気分転換にもなりますので、正しい手順をしっかり学んでいきましょう。

要点整理

室温とプライバシーに留意し、準備する

　清拭（体を拭くこと）も部分浴も、入浴と同じように血行をよくしたり、気持ちをさっぱりさせたりする効果が期待できます。いずれもベッドの上で行うため、事前の準備や環境づくりが大切です。清拭と部分浴に共通するポイントは、次の3つです。

- 室温は24℃前後に設定し、体を冷やさないようにする
- 必要なものをもれなく用意し、まとめておく
- お湯の温度に気をつけて準備する

清拭や部分浴を行う前に声かけをする

●足浴の場合の声かけ例

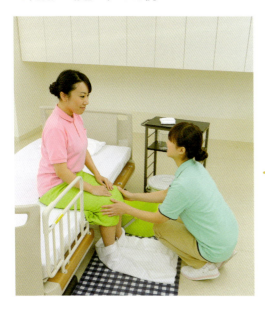

　体を拭く前には、利用者の体調の確認を忘れずに行うようにします。一度に全身を拭こうとせず、「今日は、上半身を拭きましょう」とか、「足を拭きましょう」と部位を分けて行うことも利用者の負担軽減につながります。
　そして、時間的にも、体力的にも余裕があるときには、手浴や足浴、洗髪を実施します。

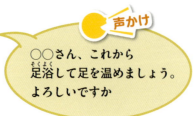
声かけ
○○さん、これから足浴して足を温めましょう。よろしいですか

清拭や足浴の「ウォッシュクロス」の使い方

体を拭いたり、洗ったりするときに、濡れたタオルの端がひらひらしていると、利用者の体に触れて冷たさを感じさせてしまうため、ウォッシュクロスは小さく折りたたんで使います。ウォッシュクロスがない場合は、小さめのハンドタオルで代用できます。

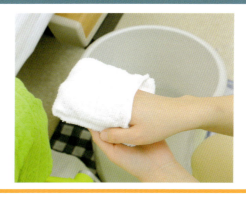

ウォッシュクロスのたたみ方

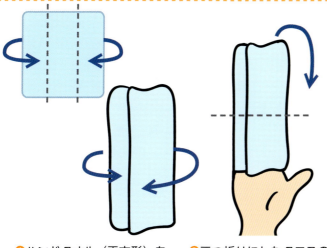

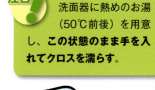

注目 洗面器に熱めのお湯（50℃前後）を用意し、**この状態のまま手を入れてクロスを濡らす。**

❶ ハンドタオル（正方形）を三つ折りにする。

❷ 三つ折りにしたクロスの間に手を差し込み、手前に折りたたむ。

❸ クロスの端を内側に折りたたみ、クロスごと手をお湯に浸す。

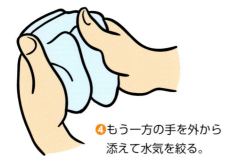

❹ もう一方の手を外から添えて水気を絞る。

注目 かたく絞って水気がなくなりすぎると肌に負担がかかってしまう。**肌の上を滑らせることができるぐらいの水分量は残しておく**ようにする。

電子レンジで蒸しタオルをつくって使うこともできる

ご家庭では蒸しタオルを使用してもいいでしょう。水で濡らして絞ったハンドタオルをポリ袋に入れ、電子レンジ（500w）で3分ほど加熱してつくります。

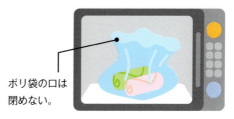

ポリ袋の口は閉めない。

PART 5　入浴の介護と身体清潔　　　3　清拭と部分浴の介助

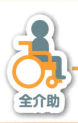

ベッドに寝たまま体を拭く【全身清拭】

全介助

清拭のためには部分的に裸になることが必要です。室温やプライバシーに配慮した介助を心掛けます。基本である「末梢から中枢へ」の手順と拭き方を学んでいきましょう。

全身清拭の手順と拭き方

　全身を拭くときは、〔顔→首、手→腕→わきの下→胸→腹→背→お尻（臀部）→足→脚〕の順で拭いていきます。
　タオルを動かす方向は、「末梢から中枢へ」が基本です。血行をよくするために、心臓に血液を返してあげることを意識します。部位によっては、別の拭き方もあります。

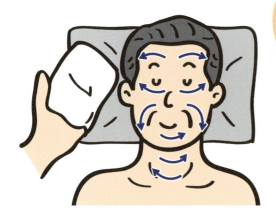

顔・首

中心から外に向かって拭く

- 目のまわり→額→鼻→頬→口のまわりの順に拭く。
- 目のまわりは、目頭から目尻に向かって拭く。
  ※タオルは左右で同じ場所を使用しない。
- 小鼻のわき、しわの間、耳の後ろ、首まわりまでていねいに拭く。

手・腕

末端から中心に向かって拭く

- 手を拭くときは指の間までしっかり拭く。
- 手首からひじへ前腕を拭き、ひじから肩に向かって上腕を拭く。
- ひじの内側、わきの下もていねいに拭く。

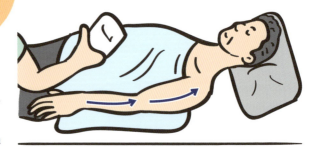

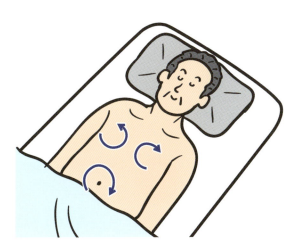

胸部・腹部

円を描くように拭く

- 胸部は、中心から外に向かって円を描くように拭く。
- 女性の場合は、乳房の下も忘れずに拭く。
- 腹部は、大腸の走行にそっておへそを起点に「の」の字を描くように拭く。

背部・お尻

体を横向き（側臥位）にして拭く

- 利用者の体を横向きにし、安定させる。麻痺のある場合は、患側を上にする。
- 背中は下から上へらせんを描くように拭く。
- お尻は外側から内側に向かって円を描くように拭く。

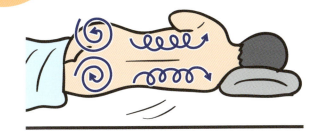

足・脚

末端から中心に向かって拭く

- 利用者のかかとを支えながら、足首からひざ、ひざから太もも（大腿部）へ向かって拭く。
- ひざの裏、足の指の間、足の裏もていねいに拭く。

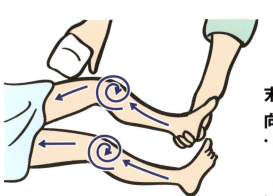

PART 5　入浴の介護と身体清潔　　3　清拭と部分浴の介助

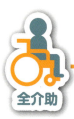
全介助

ベッドに座ったまま手を洗う【手浴】

入浴が難しい利用者にとっては、手浴によって爽快感を得るとともに血行をよくします。手軽に行うことができますのでこまめに行うとよいでしょう。

１ セッティングする

介護者：ベッドの背を上げて利用者の上半身を起こし、背中に枕などをあてて安定させる。

準備するもの
- 防水シート
- バスタオル
- 小枕（タオル）
- 洗面器
- お湯（38〜40℃）

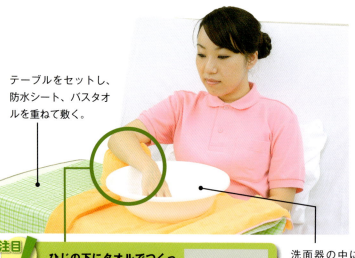

テーブルをセットし、防水シート、バスタオルを重ねて敷く。

洗面器の中にお湯を入れる。

注目！
ひじの下にタオルでつくった小枕をおいてあげると、利用者の負担を軽減できる。小枕は、細長くたたんだタオルをくるくると丸めて輪ゴムで留めたもの。

声かけ

○○さん、
手をきれいにしましょう。
洗面器のお湯に手を入れますよ。
温度は大丈夫ですか

２ 声をかける

介護者：斜め後ろに立ち、声をかけて、利用者の手を洗面器の中にやさしく入れる。

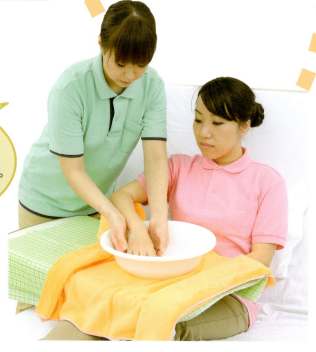

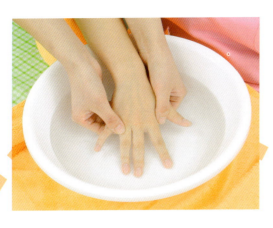

③ 手の甲を洗う

介護者：利用者の手が少し温まったら、手の甲側から洗っていく。やさしくこするようにして汚れを落とす。指の股も忘れないように洗う。

④ 手のひらを洗う

介護者：利用者の手のひらを指で軽く押すようにしながら洗うと気持ちがよい。

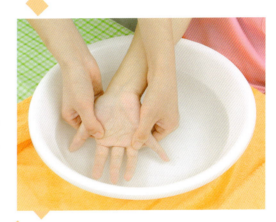

⑤ 指を1本ずつ洗う

介護者：利用者の指先から付け根に向かって1本ずつ洗っていく。血行をよくする効果がある。

⑥ タオルで拭く

介護者：小枕から腕を下ろし、タオルで押さえるように静かに拭く。指の間も忘れずに拭く。

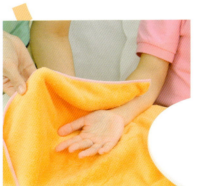
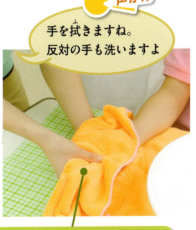

> 🟡 **声かけ**
> 手を拭きますね。反対の手も洗いますよ

> 📗 **注目**
> お湯につかることで皮膚はふやけているので、強くこすったりすると皮が剥けてしまうことがある。**やさしく押し拭きすること**が大切。

― 心構えと準備 ― 入浴の介助 ― 清拭と部分浴の介助 ― 整容の介護

PART 5 入浴の介護と身体清潔　　　　**3** 清拭と部分浴の介助

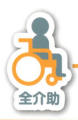

ベッドに座ったまま足を洗う【足浴（そくよく）】

全介助

足浴することで足の清潔が保てるほか、血行をよくしたり、リラクゼーションにより安眠を促したりできます。手順をしっかり身につけて実践できるようになりましょう。

1 セッティングする

介護者：利用者の足をバスタオルでくるんで保温しておく。ズボンの裾（すそ）をたくし上げ、腰まわりにかけたバスタオルの両端をひざの裏に挟み込む。

利用者：ベッドの端に座ってもらう。

準備するもの

- 防水シート
- バスタオル
- タオル（ピッチャーを拭く用）
- ウォッシュクロス
- ピッチャー
- バケツ
- 洗面器（足浴（そくよく）用）
- お湯（50℃前後）

注目 ウォッシュクロスは**袋状に小さく折りたたんで使う**（→ P.135 参照）。親指以外の指をすべて入れて使用する。

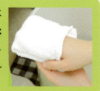

ベッドサイドレール

注目 利用者の足元には、お湯が床にたれないよう**防水シートとバスタオルを重ねて敷く**。あらかじめ防水シートとバスタオルを重ねてくるくると丸めておくとセッティングのときに手早く準備できる。

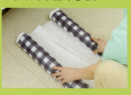

必要な物品が多くなるので、一式そろえてワゴンなどにまとめておく。

バケツの中にはお湯を用意。使用時に適温（38〜40℃）になるように高めの温度（50℃前後）のお湯を準備する。

注目 タオルはピッチャーの底を拭いて、**お湯が床にたれないようにする**ために使う。大きさを考えて準備する。

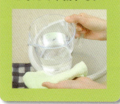

介護者の必心構え

麻痺（まひ）がある場合は**健側（けんそく）の足から洗う**ようにします。足を洗面器に入れるときに、座位の姿勢が不安定になることがありますので注意しましょう。利用者には、足浴（そくよく）の間、**ベッドサイドレール**などにつかまっておいてもらうと安心です。

② 片足ずつかけ湯する

介護者：片方の足を洗面器の中に入れ、お湯を注ぐ。

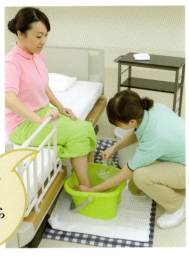

声かけ
お湯をかけますよ。熱かったり、ぬるかったりしたら言ってくださいね

注目！
片手で利用者のかかとを支え、最初は**自分の腕にお湯をつたわらせながら注ぐ**ことで湯温を確かめる。とくに麻痺があると感覚がないので、湯温には十分注意する。

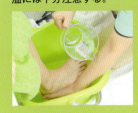

③ お湯を入れる

介護者：両足を洗面器の中に入れたら、お湯をくるぶしまで注ぎ、3～5分そのままおいて温める。

声かけ
しばらくこのままにして足を温めますね

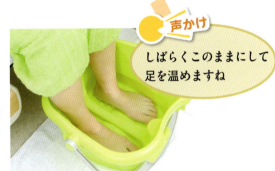

④ 足指の股を洗う

介護者：ウォッシュクロスを使って、足指の間を1か所ずつていねいに洗う。

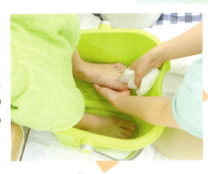

⑤ かけ湯をする

介護者：片足ずつかかとを持って支えながら、お湯をかける。

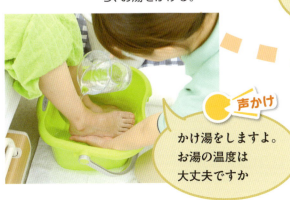

声かけ
かけ湯をしますよ。お湯の温度は大丈夫ですか

⑥ タオルで拭く

声かけ
足を拭きますね。反対の足も洗いますよ

介護者：足を洗面器から出し、バスタオルで包むようにして押し拭きにする。指の間の水分もしっかり拭きとる。

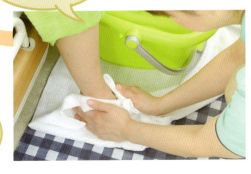

心構えと準備

入浴の介助

清拭と部分浴の介助

整容の介護

PART 5　入浴の介護と身体清潔

3 清拭と部分浴の介助

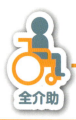
全介助

ベッドに寝たまま髪を洗う【洗髪】

入浴が難しい寝たきりの人でも、髪を洗うと頭がすっきりするだけでなく、気持ちもさっぱりします。利用者の体調のよいときに行いましょう。

1 セッティングする

介護者：必要なものをそろえてセットする。

注目
ケリーパッド（洗髪パッド）は市販品もあるが、**バスタオルやビニール袋を使ってつくる**こともできる。➡詳しいつくり方はP.149参照。

必要なものはとりやすい配置を考えてワゴンなどにまとめておく。

準備するもの
- 防水シート
- バスタオル
- ケリーパッド（洗髪パッド）
- フェイスタオル　2枚
- 小枕（タオル）
- バケツ　2個
- ピッチャー
- お湯（38〜40℃）

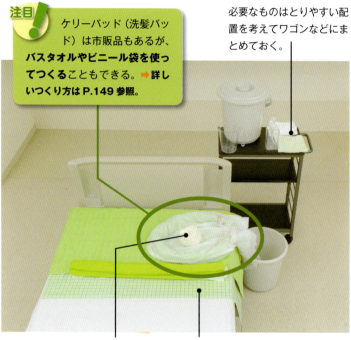

タオルでつくった小枕（➡P.138参照）を頭の下におくことで、頭が安定し洗髪もしやすくなる。

ベッドに防水シート、バスタオルを重ねて敷く。

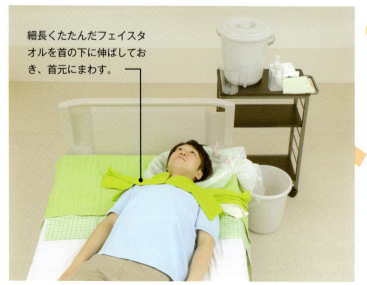

細長くたたんだフェイスタオルを首の下に伸ばしておき、首元にまわす。

2 利用者に寝てもらう

利用者：ベッドの対角線上に寝てもらう。

注目
ひざの下に枕などを入れると体が安定するだけでなく、利用者にとっても安楽な姿勢となる。また、体が冷えないよう**タオルケットなどをかけておく**とよい。

142

3 お湯をかける

介護者：利用者の頭のほうに立ち、ピッチャーでお湯をかけて髪を濡らす。

注目! 顔にお湯がかからないよう、**手をかざしてかける。**耳の中にも入らないように注意する。

声かけ
○○さん、髪にお湯をかけていきますね。お湯の温度は大丈夫ですか

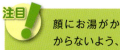

4 洗髪する

介護者：シャンプーをつけて、指の腹で頭皮を洗うようにして泡立てる。洗い残しのないように、頭を支えながらやさしく洗う。

声かけ
髪を洗っていきますね。どこかかゆいところはありませんか

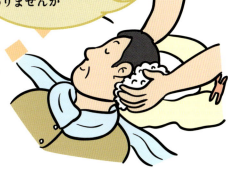

5 髪をすすぐ

介護者：ピッチャーでお湯をかけながら、泡を落とす。リンスなどは本人に確認し、必要に応じて使う。

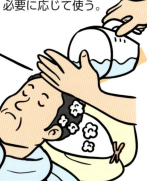

6 タオルで頭を包む

介護者：首元のタオルを使って頭を包み、水分をタオルに吸収させる。髪を乾かす時間が短縮できる。

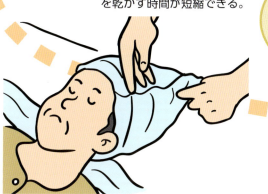

7 髪を乾かす

介護者：熱風が顔や耳にあたらないように注意しながら、ドライヤーで乾かす。

声かけ
乾かしていきますよ。熱かったらおっしゃってくださいね

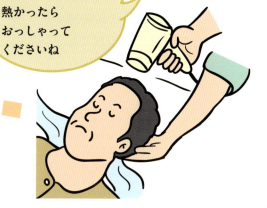

4 整容の介護

PART 5　入浴の介護と身体清潔

全介助

身だしなみにも心を配る

爪を切る、ひげをそる、歯を磨くなどの行為を整容（身だしなみを整えること）といいます。ここでは、基本的な介助技術をしっかり身につけていきましょう。

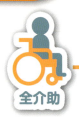
要点整理

身だしなみの意義を知る

口臭が気になるなど身だしなみが行き届いていない状態では、意欲的に人とかかわることができません。また、うつ状態や認知症が進んでくると、身だしなみが疎かになるともいわれます。利用者の変調を捉えるためにも、整容行為の観察は大切です。

身だしなみを整えることによって得られる効果は、次の3つにまとめられます。

- 他者との交流を促す
- 生活リズムを整える
- 気分をよくする

爪切りの介助をする

爪が伸びていると、無意識に皮膚を引っかいて傷つけてしまったり、爪が弱くなって割れてしまったりします。爪や爪の周囲に異常がないことを確認したうえで爪を整えます。

介護者の必心構え

介護職員が行うことのできる爪切りは、**爪そのものに異常がなく、爪の周囲の皮膚にも化膿や炎症がなく、糖尿病などの疾患による専門的管理の必要がない場合にのみ**、その爪を爪切りで切ること、および爪ヤスリでやすりがけすることが認められています。

① 入浴や手浴・足浴後で、爪がやわらかくなっているときに行う。

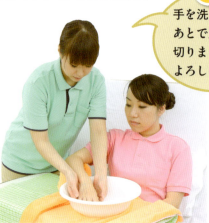

声かけ
手を洗ったら、あとで爪も切りましょうね。よろしいですか

❷ 介護者は、自分の手の爪を切るときと同じ向きになるように、利用者の正面ではなく、横に立つようにする。

❸ 深爪やバイアス切りを避けるようにする。他人の爪を切るときは、切りすぎてしまいがちなので注意する。スクエアカットにするとよい。

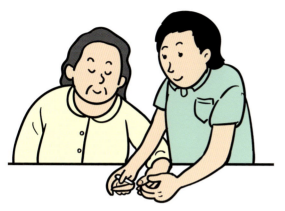

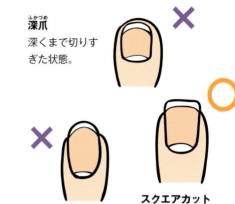

深爪
深くまで切りすぎた状態。

バイアス切り
爪の先端を丸く切り、両端を深く切りすぎた状態。

スクエアカット
爪の先端をまっすぐに切った状態。

> **注目** 足の爪は、とくに硬くて割れやすいので、少しずつ切ってスクエアカットにする。ただし、そのままでは角がくつ下などに引っかかりやすいため、角を切り落としておくとより安全。

ひげそりの介助をする

利用者が男性の場合、ひげそりを求められる場合があります。介護者が行うときは、安全のためにも電気カミソリ（シェーバー）を使うようにします。

介護者は片手で電気カミソリ（シェーバー）を持つ。顔の湾曲した部分やそりにくい部分は、もう一方の手で皮膚を伸ばすようにしてそる。

電気カミソリは肌に対してほぼ直角にあてる。

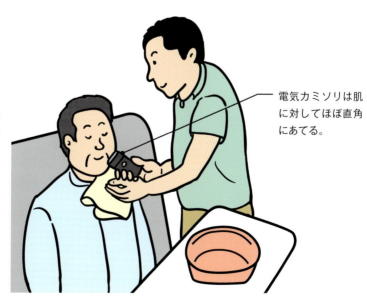

PART 5　入浴の介護と身体清潔　　　　　　　　　　　4　整容の介護

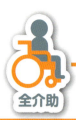
全介助

口腔ケアの介助をする

口の中の環境を清潔に保つことを口腔ケアといい、虫歯や歯周病を予防するほか、口腔機能を維持したり、誤嚥性肺炎を予防したりするために行います。

ブラシを使って掃除する

口腔ケアは、スポンジブラシや歯ブラシを使い分けて行います。ブラッシングの主な目的は、虫歯の原因となる歯垢や食べかすを取り除くことにあります。口の中の汚れやすい部分、汚れがたまりやすい部分はていねいなブラッシングを心掛けましょう。

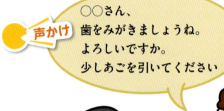

声かけ
○○さん、
歯をみがきましょうね。
よろしいですか。
少しあごを引いてください

■介助の際の姿勢

ベッドの背を上げて利用者の上半身を起こし、介護者はその横に立つ。利用者と目線を合わせ、あごに軽く手を添えて、口元をよく見て歯ブラシを動かす。

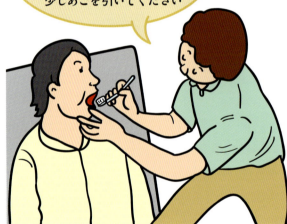

NG ✕

利用者のあごが上がっていると、唾液や取り除いた食べかすを誤嚥しやすくなる。あごは軽く引いてもらうようにしよう。

入れ歯のケアも忘れずに

入れ歯（義歯）には、総入れ歯（全部床義歯）と部分入れ歯（部分床義歯）があります。こまめな洗浄を心掛けるとともに、取り扱いには十分に注意しましょう。

●洗浄において

- 水またはぬるま湯を使用する
  NG ✕ 熱湯　→変形する
- 歯ブラシなどを使用する
  NG ✕ 歯磨き粉　→傷つける
- ていねいに扱う
  NG ✕ 洗面台に落とす　→破損する

●保管において

- 寝る前には外して、水または入れ歯洗浄剤に浸す
  NG ✕ 乾燥させる　→変形する

ブラッシングの手順

1 スポンジブラシで食べかすを取り除く

スポンジブラシ（→ P.150 参照）を使用して、口腔内全体の食べかすを取り除く。

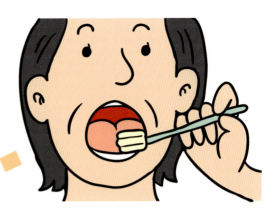

2 歯ブラシで歯を清掃する

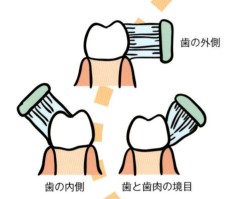

歯の外側／歯の内側／歯と歯肉の境目

歯ブラシを使うときは、次の3つの点に注意し、やさしくていねいにみがく。
- 歯ブラシは鉛筆と同じように持つ。
- 歯ブラシの毛先を適切な位置にあててみがく。
- 軽い力で小刻みに動かす。

3 舌ブラシで舌苔を除去する

舌苔は舌の表面についていて放っておくと口臭の原因になる。舌ブラシ（→ P.150 参照）は力を入れず、やさしく動かす。奥から手前に動かす。

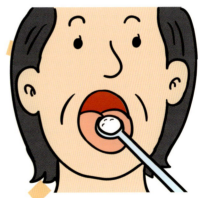

4 うがいをして汚れを流す

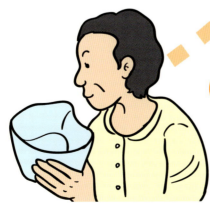

うがいをして、口腔内に残っている、取りきれなかった汚れを洗い流す。

入浴と清拭の介護に役立つ 福祉用具

シャワーチェア・浴槽台

浴槽の出入りや浴槽内での安全を確保するために使用します。シャワーチェアには背もたれ、ひじかけの付いているもの、付いていないものなどがあります。

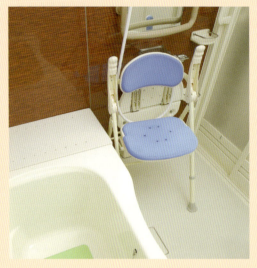

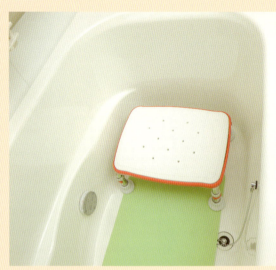

背もたれ付きのシャワーチェア。利用する人の体型や状況に応じて高さ調整が可能なものを選ぶとよい。
▶使用例 P.128 〜 133

浴槽の中に入れて使うのに便利な浴槽台。脚のゴムが横滑りを防止する。

足浴用バケツ

手浴には一般的な洗面器を使用しますが、足浴用は深さのある専用のものがおすすめです。
▶使用例 P.140 〜 141

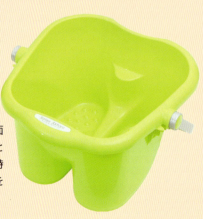

大きめサイズの足浴用洗面器。足をかたどった形状と十分な深さがあるのが特徴。足底の突起にはツボを刺激する効果がある。

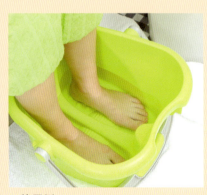

▲使用例

ケリーパッド（洗髪パッド）

ベッドに寝たままで洗髪をする際に使われるゴム製の福祉用具です。頭をパッド内に入れて洗髪すると、汚水が一定方向に流れるよう工夫されています。

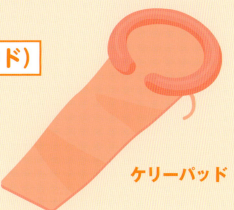
ケリーパッド

ケリーパッドのつくり方

ケリーパッドは、タオルやビニール袋などを使って手づくりすることもできます。基本のつくり方を説明します。

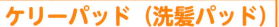

❶ バスタオルを対角線で半分に折り、細長く丸めた新聞紙をおく。

❷ 新聞紙を芯にしてくるくる丸める。

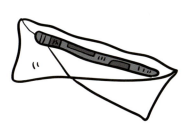
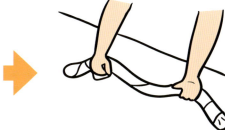
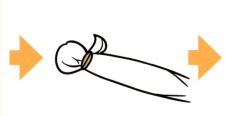
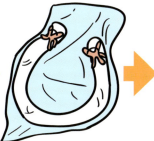

❸ 両端を輪ゴムなどで留める。

❹ ビニールの袋に入れて、両端を洗濯ばさみで留める。

❺ 輪をつくるようにして形を整えれば、できあがり！
▶使用例 P.142〜143

口腔ケア用品

口腔内を洗浄する方法には、物理的な方法と化学的な方法があります。利用者の状態をしっかりと見極め、適切な用具をそろえて無理のないケアを実施しましょう。
▶使用例 P.146～147

物理的洗浄法
…ブラッシング、口腔清拭、うがいによる洗浄方法

介護用 円筒形歯ブラシ
ブラッシングによって歯垢除去だけでなく、マッサージ効果も期待できる。利用者の負担を考えて、効率よく掃除のできるものを選ぶとよい。

口腔ケアスポンジブラシ
口腔内や舌の汚れを取り除くために使う。スポンジの波形の溝があることで、すみずみまできれいに清掃できる。

舌ブラシ
食べかすや舌苔を、舌を傷つけることなく取り除くことができる。ブラシ部分の形状や素材にはさまざまな種類がある。

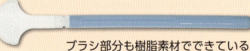

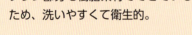

ブラシ部分も樹脂素材でできているため、洗いやすくて衛生的。

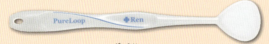

先端部に食べかすや舌苔が付着するので、目で確認しながら掃除できる。

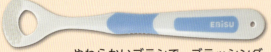

やわらかいブラシで、ブラッシングしながら掃除できる。

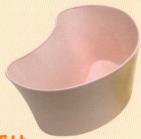

うがい受け
うがいの際の受け皿として主に使用する。深くて、軽いものが使いやすい。

口腔ケア ウエットティッシュ
口腔内の汚れをやさしく拭きとるために使うメッシュシート。口臭を予防する効果も期待できる。

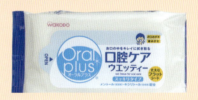

科学的洗浄法
…口腔洗浄剤を使用した方法

マウスウォッシュ
渇きやすい口腔内をうるおす洗口液。ノンアルコールで低刺激なものがおすすめ。口臭を防ぐ効果も期待できる。

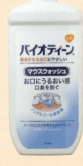

PART 6

着替えの介護

利用者に麻痺(まひ)がある場合の着替えの介助を学んでいきます。「患側(かんそく)から着て、健側(けんそく)から脱ぐ(着患脱健(ちゃっかんだっけん))」という着脱の基本を踏まえたうえで見守り、できない部分のみ介助するようにします。自立を促す介助を心掛けましょう。

PART 6　着替えの介護

1 着替えの介助の心構え

着替えの意味と着脱方法を知る

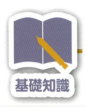
基礎知識

衣服の着脱は日常生活に欠かせないものです。ここでは、麻痺がある人がどのように衣服を着脱するかに注目し、それをいかした着替えの介助ができるように学んでいきます。

要点整理　「着患脱健＝患側から着て、健側から脱ぐ」が基本

私たちは朝起きたらパジャマから日常着に着替え、外出するときはおしゃれをします。また、入浴や排泄の場面でも衣服の着脱をしなければなりません。片麻痺のある人が着脱の際に気をつけるポイントは次の4つです。

- 患側の関節に負担をかけないようにする
- 着患脱健の原則を守る
- できることは本人にしてもらう
- バランスを崩して転倒しないように留意する

着衣と着替えの意義を知る

衣服を身につけることと着替えには、次のような意義があります。

気温に合わせた衣類を身にまとうことで、**体温を一定に保つ**ことができる。

衣服をまとうことで、**紫外線や外部刺激から肌を保護する**ことができる。

体温調節をする | **肌を守る**
気分転換になる | **社会性の維持**

衣服を着替えることで、**生活にメリハリをつける**と同時に、気分転換にもなる。

衣類は自分を表現するアイテムであり、身だしなみのひとつでもある。社会性を維持するうえでも重要な役割を担っている。

麻痺がある人の着脱を学ぶ

麻痺がある人を想定して、どのように衣服を着脱するかを見ていきます。

着脱の基本は「着患脱健」

片麻痺のある場合、「患側（麻痺のある側）から着て、健側（麻痺のない側）から脱ぐ」ことで無理なく着替えることができます。どんな衣服の着脱も、基本的にはこの順に従って行います。

できるだけ本人に任せる

麻痺のある人にとってボタンかけや、バランスを崩しやすいズボンの着脱などは難しいことですが、自力でできるところは、できるだけ本人に任せるようにして自立を促します。そして、どうしてもできないところだけ手助けするようにしましょう。

着脱しやすい衣服を選ぶ

着脱しやすい素材の服や、介護用に改良されたデザインのものを選ぶことも重要です。
・大きめサイズのもの
・袖まわりなどに余裕のあるデザインのもの
・伸縮性のある素材のもの

【改良アイデア】

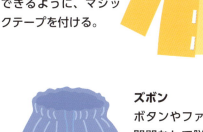

上着（前開き）
ボタンを留めたり外したりしなくても脱ぎ着できるように、マジックテープを付ける。

ズボン
ボタンやファスナーの開閉なしで脱ぎ着できるように、ウエストにゴムを通す。

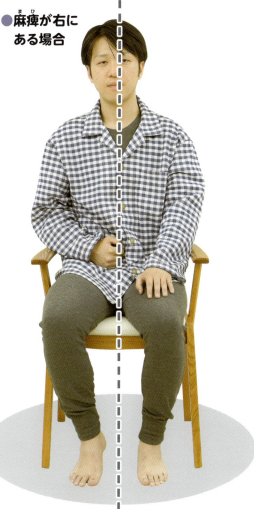

●麻痺が右にある場合

患側 ／ 健側

確認 姿勢は安定しているか 足はきちんと床についているか

着替えるときには、**足をきちんと床につけ、安定した姿勢で座っている**ことが大切。ひとりで着替えるときには、少しぐらいバランスを崩しても大丈夫なように、ひじかけのあるいすを選ぶ。

PART6 着替えの介護

2 上着の着脱

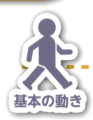
基本の動き

ひとりで上着を着る・脱ぐ
● 麻痺が右にある場合

「着患脱健」の原則で着替えます。健側の手を使って衣服のほうを動かしながら、着たり、脱いだりします。どうしても自力では難しい部分のみ介助して、自立を促します。

着る／前開きシャツの場合

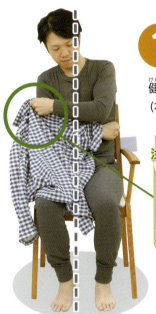

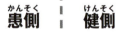
患側　健側

❶ 患側の腕を通す
健側（左）の手を使い、患側（右）の腕に上着の袖を通す。

注目 手首からひじ、ひじから肩と2段階に分けて上着を動かし、しっかり肩までたくし上げる。

❷ 上着をまわす
健側の手で上着の襟元を持って、背中からまわして前まで持ってくる。

注目 肩が上がりにくく上着をまわしてくることが難しいときは、介助する。

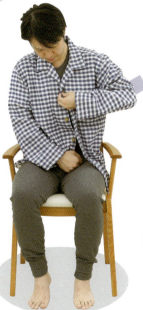

❸ ボタンをかけて完了！
健側の腕を袖に通し、健側の手で上からボタンをかける。

脱ぐ／前開きシャツの場合

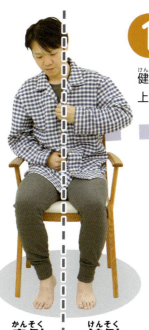

① ボタンを外す
健側（左）の手を使い、上からボタンを外す。

注目! 片方の袖から腕を抜いた上着は、そのまま背中のほうにたらしておく。

患側 健側

② 健側の腕を抜く
健側の腕を後ろに引いて、袖から腕を抜く。

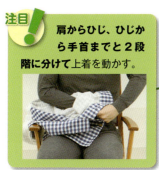

注目! 肩からひじ、ひじから手首までと2段階に分けて上着を動かす。

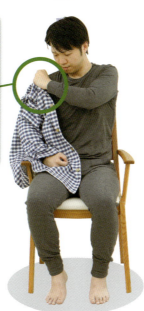

③ 患側の腕を抜いて完了！
健側の手で上着を動かし、腕から外す。

丸首シャツの場合

基本的な手順は同じだが、着るときも脱ぐときも、頭を襟元に通すときがもっとも難しい。

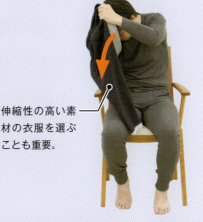

伸縮性の高い素材の衣服を選ぶことも重要。

患側の腕に袖を通したら、健側の手で上着の襟元を持って広げ、うつむくようにして頭を下げて通す。

着替えの介助の心構え｜上着の着脱｜ズボンの着脱

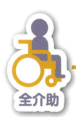

PART **6** 着替えの介護

2 上着の着脱

前開きシャツの着脱を介助する
●麻痺が右にある場合

パジャマなど着る機会の多い前開きシャツ。麻痺のある人にとってボタンかけは難しいことですが、なるべく本人にしてもらい、見守りながら介助していきましょう。

前開きシャツを着てもらう

○○さん、これから上着を着ていただきますよ。よろしいですか

❶ 声かけをする

介護者：利用者の患側のほうに立ち、しゃがんで目線を合わせ、声をかける。
利用者：いすに座っていてもらう。

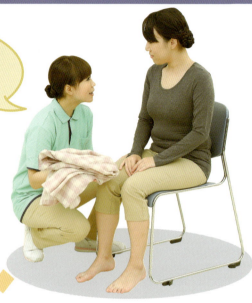

腕を袖に通しますよ、右腕から通していきますね

❷ 患側の腕を通す

介護者：たぐり寄せた袖に自分の手を通し、利用者の患側の手を握る。

注目　利用者の指が服に引っかからないように、介護者は**利用者の手を包み込むようにして握る**。衣服をスーッと手首のほうに移動させる。

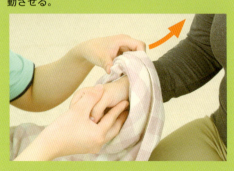

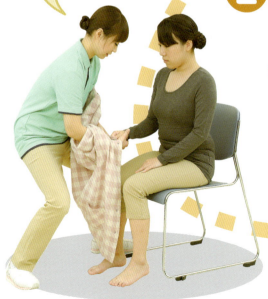

③ 患側の肩まで着せる

介護者：患側の関節を支えながら、手首からひじ、ひじから肩までと2段階に分けて袖に腕を通していく。

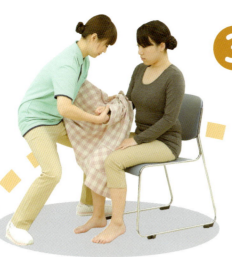

注目！
「患側の腕は動かさない、着る服が動く」というのが基本。患側の関節を守るために、**手首、ひじを順に支えながら介助する。**

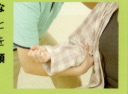

④ 健側の肩にまわす

介護者：上着を持ち、利用者の背から健側までまわしてくる。

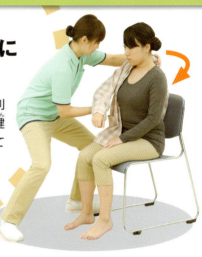

声かけ
左腕を袖に通しますよ

⑤ 健側の腕を通す

介護者：上着を持って補助する。
利用者：腕を伸ばすようにして、袖に通してもらう。

注目！
健側の腕を上げたときに、重心が患側に移動するためバランスを崩すことがある。**介護者は患側に立って介助する。**

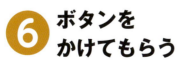

⑥ ボタンをかけてもらう

介護者：見守り、必要であれば介助する。
利用者：健側の手でボタンを上から順にかけてもらう。

声かけ
上着を着られましたね。痛いところはありませんか

⑦ 着衣完了！

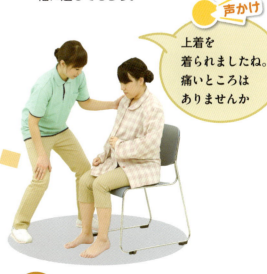

着替えの介助の心構え / 上着の着脱 / ズボンの着脱

前開きシャツを脱いでもらう

1 声かけをする

介護者：利用者の患側のほうに立ち、しゃがんで目線を合わせ、声をかける。
利用者：いすに座っていてもらう。

> 声かけ
> ○○さん、これから上着を脱いでいただきますよ。よろしいですか

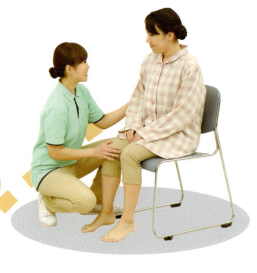

> 声かけ
> ご自分でボタンを外していただいてよろしいですか

2 ボタンを外してもらう

介護者：見守り、必要であれば介助する。
利用者：健側の手で上から順にボタンを外してもらう。

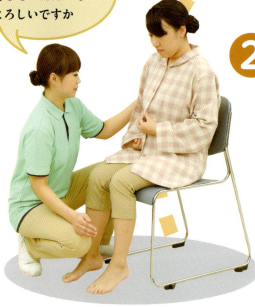

3 健側の腕を抜いてもらう

介護者：上着を持ち、介助する。
利用者：健側の肩から上着を外し、腕を抜いてもらう。

> 注目
> 健側の腕を衣服から抜くとき、患側に重心が移りバランスを崩すことがある。**介護者は患側に立ち、患側の肩を支える**ようにする。

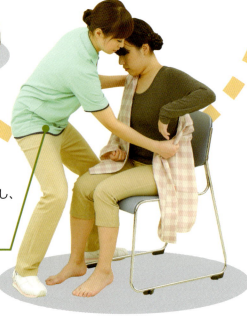

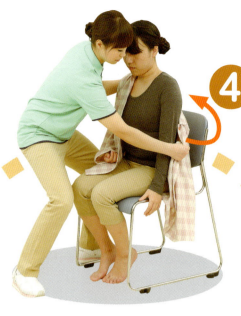

④ 患側まで上着を動かす

介護者：患側の肩を支えながら上着を外し、患側まで動かしてくる。

声かけ
右腕の袖を脱ぎましょうね

⑤ 患側の腕を抜く

介護者：患側の関節を支えながら、袖から腕を抜く。肩からひじ、ひじから手首までと2段階に分けて行う。

注目
「患側の腕は動かさない、服が動く」というのが基本。患側の関節を守るために、脱ぐときもこの基本を守って介助する。

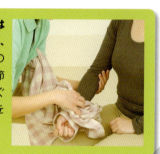

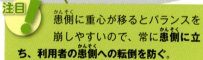

注目
患側に重心が移るとバランスを崩しやすいので、常に**患側に立ち**、利用者の患側への転倒を防ぐ。

声かけ
上着が脱げましたね。どこか痛いところはありませんか

⑥ 脱衣完了！

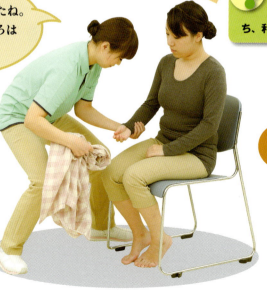

着替えの介助の心構え ／ 上着の着脱 ／ ズボンの着脱

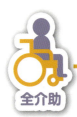

PART 6 着替えの介護　　　2 上着の着脱

丸首シャツの着脱を介助する
●麻痺が右にある場合

ボタンのない丸首シャツは、頭を通す工程が最大の難所です。そのほかの手順は、前開きシャツの場合と基本的に同じです。「着患脱健」の原則に基づいて介助しましょう。

丸首シャツを着てもらう

① 頭を通す

声かけ：私のほうに向かってうつむくように頭を下げてください。上着を頭に通しますよ

介護者：患側の腕を袖に通したら、上着の襟元を広げ、利用者の頭を通す。
利用者：顔を斜め下に向けてもらう。

注目：頭を介護者のほうに向け、**うつむくようにして頭を下げてもらう**。頭のみを下げてもらう。

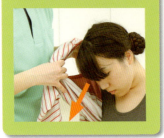

② 健側の腕を通す

声かけ：ご自分で腕を伸ばして袖に通してください

介護者：上着の袖を持ち、補助する。
利用者：健側の腕を伸ばすようにして袖に通す。

注目：バランスを崩しやすいので、常に**患側に立って介助する**。

③ 着衣完了！

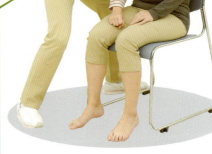
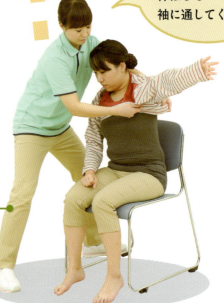

丸首シャツを脱いでもらう

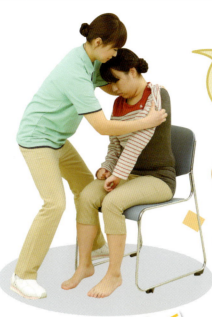

声かけ
○○さん、
上着を脱ぎましょうね。
上着の裾を肩まで
たくし上げますよ

① 裾をたくし上げる

介護者：健側の肩まで上着の裾をたくし上げる。

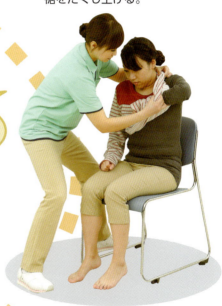

声かけ
左腕を抜いてもらって
よろしいですか

② 健側のひじを抜いてもらう

介護者：上着を持って、補助する。
利用者：健側のひじと肩を抜いてもらう。

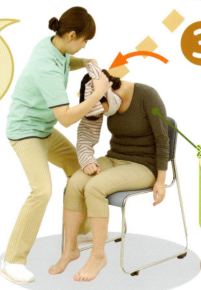

声かけ
私のほうに向かって
おじぎをするように
頭を下げてください。
上着を脱ぎますよ

③ 頭を抜く

介護者：襟元を広げて、利用者の頭を抜き、患側の腕を抜いてもらう。
利用者：顔を斜め下に向けてもらう。

注目！ 脱ぐときは、**着るときよりも上体を丸めて小さくなっても**らうほうが脱がせやすい。自分で頭を抜く意識を持ってもらう。

④ 脱衣完了！

着替えの介助の心構え
上着の着脱
ズボンの着脱

PART 6 着替えの介護

3 ズボンの着脱

ひとりでズボンをはく・脱ぐ
● 麻痺が右にある場合

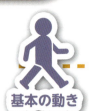
基本の動き

ズボンの着脱も、「着患脱健」の原則で着替えます。立ったり、座ったりといった動きも必要となるため、バランスを崩しやすくなります。転倒に十分注意しましょう。

ズボンをはく

1 患側の足をズボンに通す
健側（左）の手で患側（右）の足をひざの上に乗せ、ズボンを足に通す。

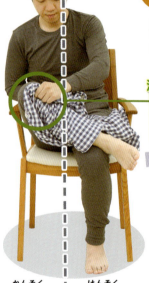

注目！ 健側の手で、ズボンを**できるだけ上までたくし上げておく。**

患側　健側

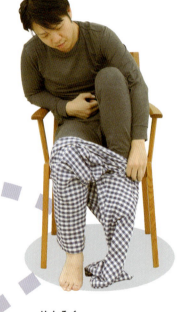

2 健側の足をズボンに通す
患側の足を下ろし、健側の足をズボンに通す。

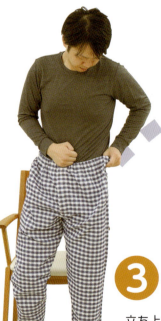

注目！ 立ち上がるのが難しい場合は、**座ったままお尻をずらしたり、腰を浮かしたり**してズボンを少しずつ引き上げる。

3 ズボンを上げて完了！
立ち上がってズボンを腰まで引き上げる。

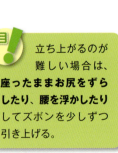

ズボンを脱ぐ

1 ズボンを下ろす
立ち上がり、健側の手でズボンを途中まで下ろす。

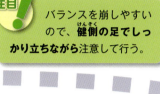

注目！ バランスを崩しやすいので、**健側の足でしっかり立ちながら注意して行う。**

患側　健側

2 健側の足を抜く
いすに座り、足元までズボンを下ろし、まず健側の足を抜く。

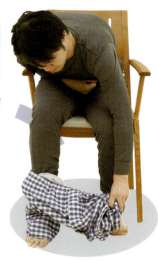

3 患側の足をひざに乗せる
健側の手で患側のふくらはぎあたりを下から持って、もう一方のひざの上に乗せる。

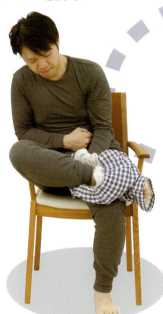

4 患側の足を抜いて完了！
健側の手で患側の足からズボンを外す。

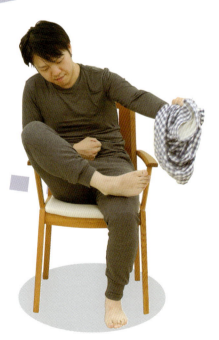

PART 6　着替えの介護　　　3　ズボンの着脱

ズボンの着脱を介助する
●麻痺が右にある場合

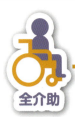
全介助

ズボンの着脱は、排泄の介助などでも必要となります。ズボンが床に触れないように留意し、立位の姿勢をとってもらうときにバランスを崩して転倒しないように介助します。

ズボンをはいてもらう

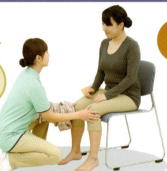

声かけ
○○さん、ズボンを
はいていただきますね。
よろしいですか

① 声かけをする
介護者：利用者の患側のほうに立ち、しゃがんで目線を合わせ、声をかける。
利用者：いすに座っていてもらう。

② 患側の足を通す

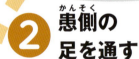
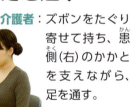

介護者：ズボンをたぐり寄せて持ち、患側（右）のかかとを支えながら、足を通す。

声かけ
元気なほうの足は
ご自分で
通してください

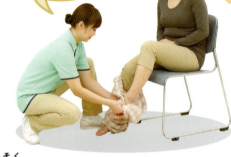

声かけ
右足をズボンに
通していきますね

③ 健側の足を通してもらう
介護者：はき口を広げて持つ。
利用者：健側（左）の足をズボンに入れてもらう。

注目　ズボンを次のようにして持つとはかせやすい。

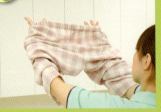
❶両方の裾から手を入れる。

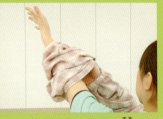
❷最初にはかせる側の裾からもう一方の手を通す。

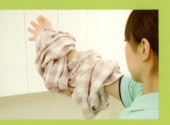
❸左手を抜き、通した手の指を広げ、はき口を広げる。

介護者の必心構え

自分でできるところは、**できるだけ自分でしてもらう**ようにして見守ります。前かがみになってズボンをたくし上げるのが難しい場合は、**介護者がひざ上ぐらいまでたくし上げます**。ひざ上までくれば利用者の手が楽に届き、本人が引き上げることができます。

声かけ
ご自分でズボンを引き上げてもらってよろしいですか。
届かないようであればお手伝いします

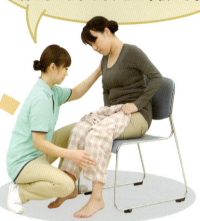

4 ズボンを上げてもらう

介護者：利用者の患側の肩を支える。
利用者：できるだけ上までズボンを引き上げてもらう。

注目
患側に重心が移動してしまうとバランスを崩すことがあるので、**常に患側を支える**ようにして介助する。

声かけ
これから立ち上がりますよ。
しっかりつかまっていてくださいね。
いち、にの、さん！

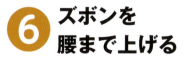

5 利用者を立たせる

介護者：利用者の肩甲骨と腸骨をつかんで立ち上がる。
利用者：浅く座り直して、肩に手をまわしてもらう。

注目
立ち上がりの介助で学んだ留意点を意識して、**おじぎをするように前傾姿勢になって立ち上がってもらう。**

6 ズボンを腰まで上げる

介護者：利用者を支えながら、ズボンを腰まで引き上げる。
利用者：介護者につかまっていてもらう。

注目
介護者は患側のほうのみズボンを引き上げ、**健側のほうは利用者本人に引き上げてもらってもよい。**

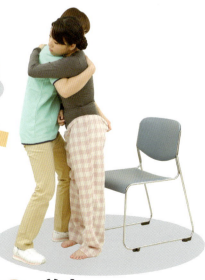

7 着衣完了！

ズボンを脱いでもらう

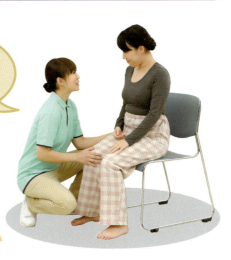

> 声かけ
> ○○さん、これからズボンを脱いでいただきますが、よろしいですか

1 声かけをする

介護者：利用者の患側のほうに立ち、しゃがんで目線を合わせ、声をかける。
利用者：いすに座っていてもらう。

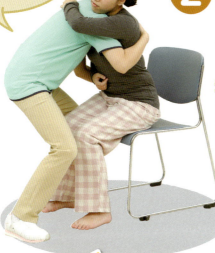

> 声かけ
> 私につかまって、おじぎをするように立ち上がりましょう

2 立ち上がらせる

介護者：利用者の肩甲骨と腸骨をつかんで立ち上がる。
利用者：浅く座り直して、肩に手をまわしてもらう。

> 注目！
> 立ち上がりの介助で学んだ留意点を意識して、**おじぎをするように前傾姿勢になって立ち上がってもらう。**

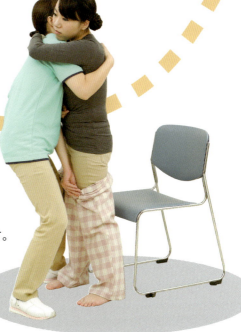

> 声かけ
> ズボンをひざの上ぐらいまで下げますね。私にしっかりつかまっていてください

3 ズボンを下ろす

介護者：利用者を支えながら、ズボンを下ろす。

> 注目！
> 介護者が支えながら、できるようであれば、**健側は利用者自身にズボンを下ろしてもらってもよい。**

❹ 座らせる

介護者：利用者を抱えた まま、再びいす に座らせる。

声かけ：おじぎをするように、ゆっくり腰かけましょう

注目！ いすに座る介助で学んだ留意点を 意識して、**おじぎをするようにして ゆっくり座ってもらう**よう介助する。

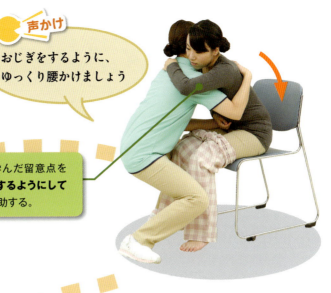

❺ 健側の足を抜いてもらう

声かけ：元気なほうの足は ご自分でズボンを 脱ぐことができますか。 やってみましょう

介護者：患側の肩を支えながら、見守る。
利用者：健側（左）の足をズボンから抜いてもらう。

注目！ 健側の足をズボンから抜くときは、患側 に重心が移動してしまいバランスを崩す ことがある。**患側を支える**ように介助する。

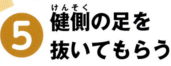
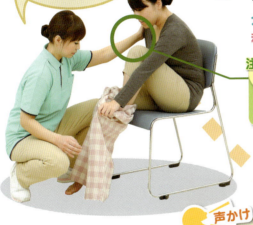

❻ 患側の足を抜いて完了！

声かけ：ズボンが脱げましたね。 どこか痛いところは ありませんか

介護者：利用者の患側（右）のかかとを支え ながら、ズボンから足を抜く。

注目！ 患側のズ ボンも利 用者が自分で引 き抜くことがで きる場合は、介 護者は、**患側の ふくらはぎを下 から支える**。

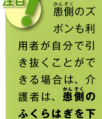
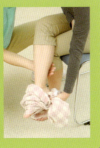

注目！ **かかとを手のひら で包むように**して 支える。手のひらが靴べら となるイメージでスーッと ズボンを引き抜く。

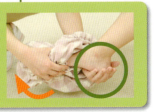

着替えの介助の心構え｜上着の着脱｜ズボンの着脱

介護術Plus

ロコモティブシンドロームの予防のために

　歳をとるにつれて、運動器の機能は自然と衰えてきます。**運動機能が低下することで日常生活の活動量が減少し、その結果さらに運動機能が低下する**という悪循環を引き起こします。また、精神機能に影響して、うつ病や認知症を誘発する可能性もあります。どんなに長生きできても、寝たきりや介護が必要な状態では、自分らしく生き生きと生活することが難しくなってしまいます。

　最近では、**ロコモティブシンドロームの予防が、元気に長生きするために重要である**ということが、介護の現場でも認識されるようになり、運動機能向上のためのさまざまな取り組みが行われるようになっています。

■ロコモ対策のトレーニング（ロコトレ）

片足立ち

目を開けたまま、片足を少しだけ持ち上げてキープする。
決して無理をせず、無理のない範囲で行う。

　左右各1分間、1日3回

転倒しないように、必ずつかまるものがある場所で行う。

床につかない程度でOK。

※ロコモティブシンドロームの予防啓発を行っている日本整形外科学会では、「片足立ち」のほか、下肢筋力をつける「スクワット」も推奨している。

そもそも「ロコモティブシンドローム」とは？

　人間の運動に関係する骨・軟骨（なんこつ）・関節・筋肉・靭帯（じんたい）・腱（けん）・神経などのことを、総称して運動器といいます。これらの運動器の機能低下によって日常生活に支障をきたし、介護が必要になったり、寝たきりになったりする可能性が高まった状態を「ロコモティブシンドローム（運動器症候群）」といいます。

PART

7

感染予防と緊急処置

利用者との接触を避けられない介護者にとって、自らが感染の媒体とならないようにするためにも予防策を実施することが大切です。また、いざというときのための基本的な緊急処置をしっかり身につけていきましょう。

標準予防策の実施

PART 7　感染予防と緊急処置

▶ 正しい手指消毒（手洗い）とマスクの着用

標準予防策は、すべての利用者を対象とした感染予防対策のこと。利用者と接触する前後に実施する「手指消毒（手洗い）」「マスクの着用」などについて学んでいきます。

標準予防策の必要性を知る

標準予防策（スタンダード・プリコーション） とは、感染症にかかっている人だけを対象とするのではなくて、**すべての利用者に対して実施する感染予防対策**のことです。

介護施設などでは病気や加齢などにより免疫力が低下している人が多いため、一般的には感染症にまで至らない程度の菌や微生物であっても、重篤な症状を引き起こしてしまうことがあります。介護者が媒体となってしまわないためにも標準予防策は大切です。

具体的には、利用者に対するケアの前後には必ず手指の消毒を実施し、血液や汗以外の体液（唾液、鼻汁、痰、尿、便）などに触れる可能性のあるときは、個人防護具（マスク・ガウンなど）を使用します。

ここでは、「手指消毒（手洗い）」の正しい方法と「マスクの着用」「介護用手袋の外し方」について説明します。

手指消毒（手洗い）

1 消毒方法を選択する

消毒方法には、**流水と石けんによる手洗い**と、**アルコールベースの擦り込み式消毒剤を使った消毒法**の2つがあります。

利用者の体に触れる処置やケアの前後には、汚れの程度などに応じて適切な消毒方法を選択します。

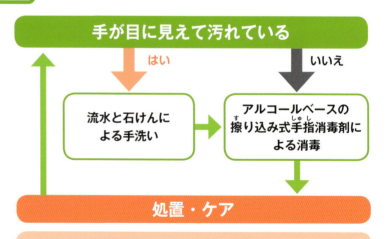

手の保湿
手洗いやアルコール消毒などを何度も行うことで手荒れを起こすことがある。荒れた皮膚の隙間に細菌が入り込むこともあるため、ハンドクリームなどの保湿剤で手荒れを防ぐケアも心掛けよう。

② 手洗いをする

日常的な手洗いは、洗い残しが起こりやすい部分に十分注意して、一定の時間と手順を守って行います。

■洗い残しの多い場所

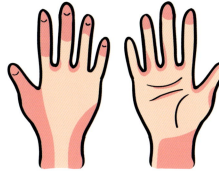

手の甲　　　手のひら

準備
1. 爪を短く切る。
2. 指輪を外す。または、ずらして洗う。
3. 腕時計を外す。（手首まで洗うため）
4. 袖をまくる。（手首まで洗うため）
5. 使い捨てのペーパータオルを使用。（タオルは共有しない）
6. 液体石けんが望ましい。（固形石けんはなるべく使わない）

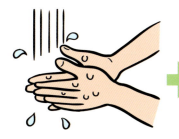

❶手指を流水で濡らす。

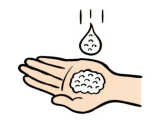

❷石けん液を適量手のひらにとる。

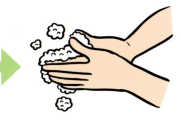

❸手のひらを擦り合わせてよく泡立てる。

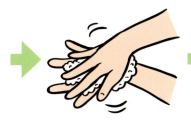

❹手の甲をもう一方の手のひらで擦るようにして洗う。

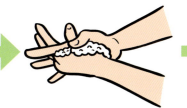

❺指を組んで両手の指の間をもみ洗う。

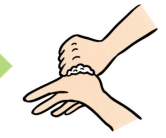

❻親指をもう片方の手で握るようにして、もみ洗いする。

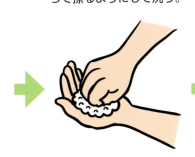

❼指先と爪の間を、もう片方の手のひらに擦りつけるようにして洗う。

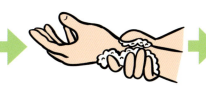

❽手首までしっかり洗う。

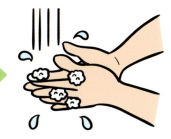

❾流水でよくすすぐ。最後は、ペーパータオルでていねいに拭きとる。

マスクの着用

マスクには、感染して症状のある人が着けることで、咳やくしゃみの飛沫をマスク内にとどめ、周囲への飛散をある程度防ぐ効果があるだけでなく、感染していない人が着けることで、外部からの菌やウイルスの侵入を防ぐ効果もあるとされています。

また、介護の際に汚染された手で鼻や口をつい触ってしまうといった機会が減り、接触感染の防止にもつながります。正しいマスクの着用法を覚えておきましょう。

■着用方法

ノーズピースに折り目をつけてから、マスクを顔にあて、ゴムひもを耳にかける。

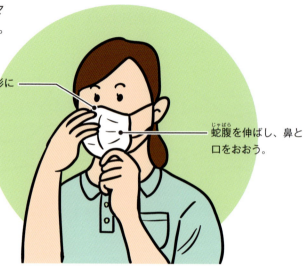

ノーズピースを顔の形に合わせる。

蛇腹を伸ばし、鼻と口をおおう。

注意
マスクを脱ぐ際は、ゴムひもを持って外し、マスクの表面に触れないように注意し廃棄する。手指消毒を忘れずに行おう。

NG ✕

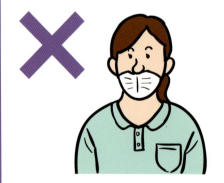

鼻出しマスク：鼻をおおっていない
ウイルスなどの侵入部となる鼻（鼻孔）が出ていては、マスクの効果は半減してしまう。しっかり鼻をおおうようにしよう。

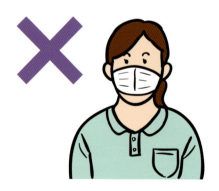

あご出しマスク：あごにかけていない
あごまでおおわれていないと、口からウイルスなどが入りやすくなる。蛇腹を伸ばしてあごまでかけるようにしよう。

介護用手袋の外し方

　介護のすべての場面で手袋を使用する必要はありませんが、利用者の血液や体液、排泄物、嘔吐物、傷のある部分に触れるとき、あるいは介護者の手に傷があるときなどには必ず着用するようにします。

　そして、1回のケアを終えるごとに交換をし、手袋着用の前後には手指消毒（手洗い）を行います。ここでは、ケア後に手袋を外すときの注意点を整理しておきましょう。

■手袋の外し方

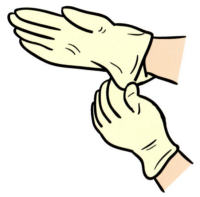

❶片手で、もう一方の手袋の外側をつまむ。

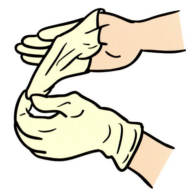

❷手袋をひっくり返しながら外す。

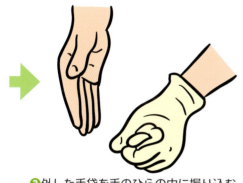

❸外した手袋を手のひらの中に握り込む。

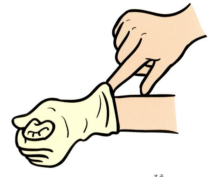

❹手袋を外したほうの指を裾から差し入れる。

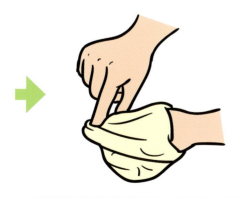

❺手袋の外側に触れないようにひっくり返しながら外す。

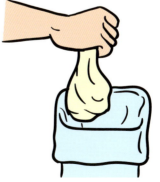

❻外した手袋は速やかにゴミ箱に捨てる。

2 バイタルサインの測定

PART7 感染予防と緊急処置

▶ 利用者の状態を正確に把握する

介護者は、利用者の状態を日頃からしっかり観察しておくことが大切です。その指標となるのが、バイタルサインです。介護者として正しい測定技術を身につけていきましょう。

バイタルサインを確認する

バイタルサインとは、人間が生きている状態を示す兆候のことをいい、具体的には**「体温」「血圧」「脈拍」「呼吸」**などを指します。それぞれに正常値といわれる値があり、その数値と測定値の相違が、その人の健康状態を知る指標となります。ただし、高齢者の場合はとくに個人差が大きくなるので、その人のいつもの数値と比較することが重要となります。

バイタルサイン測定時の留意事項

❶ **いつも同じ条件で測定する**
　定期的に測定するときは、測定時間や測定する腕の左右などを統一する。

❷ **測定される利用者を緊張させない**
　とくに血圧の測定は、白衣を着た医療従事者に測定されると緊張して血圧が上がってしまう人がいるように、本人が意識をすると数値が変化してしまうことがある。リラックスした気分で測定できるように心掛ける。

❸ **正しく記録し、必要な報告をする**
　測定した数値は間違いなく記録し、いつもと違う数値であるとか、気になる数値であれば医療関係者に報告する。

体温

測定
- 水銀体温計、電子体温計、耳式体温計がある。
- 直腸＞口腔＞腋窩（わきの下）の順で高く測定される。
- 腋窩検温は、腋窩中央部に感温部がくるようにし、前下方から45度の角度で挿入する。
- 高体温は37℃以上、低体温は34℃以下の状態。

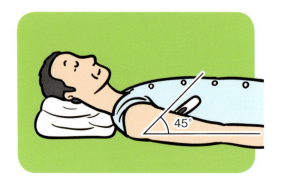

血圧

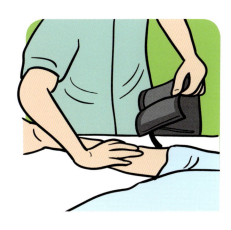

測定

- 血圧は、血液が血管壁に及ぼす圧力の大きさのこと。
- 正常血圧（診察室）は、
  **最高（収縮期）血圧 120mmHg 未満かつ
  最低（拡張期）血圧 80mmHg 未満**
- 血圧は、測定時の姿勢や気持ちにも影響される。

脈拍

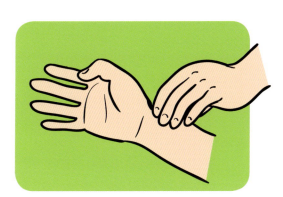

測定

- 回数、リズム（整・不整）、大きさ、緊張などを観察する。
- 橈骨動脈（手首の付け根あたり）で測定されることが多い。3指（人差し指・中指・薬指）を動脈の真上におき、指腹で触診する。
- **通常、1分間に 60 〜 70。60 未満を徐脈、100 以上を頻脈という。**

呼吸・酸素飽和度

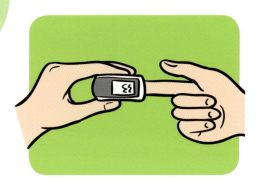

測定

- 呼吸数、深さ、リズムなどを観察する。
- 呼吸は意思で変化させることができるので、測定の際は意識させないようにする。
- **通常、1分間に 16 〜 20 回。**
- 経皮酸素飽和度モニター（パルスオキシメーター）は、動脈血の酸素飽和度を測定することができる（**通常は 96％以上**）。

PART 7 感染予防と緊急処置

3 誤嚥・窒息の対応

▶ のどに詰まった異物を取り除く

利用者の中には、加齢や障害によって咀嚼や嚥下（飲み込む）の力が低下してしまっている人もいます。誤嚥を起こしやすくなっていますので、正しい対応を学んでいきましょう。

誤嚥時の対処法を知る

食事中に、むせたり、咳き込んだりしているときは、食べ物が気道に入ってしまう誤嚥を起こしている疑いがあります。

気道が確保されていて、本人が咳をすることができているようであれば、できるだけ咳を続けさせます。食べ物が気道をふさぎ、咳もできないような状態であれば、その異物を取り除いてあげることが必要です。

まずは無理をせず、救急車を手配したうえで、状況に応じて適切な処置を実施します。

■ 窒息防止のための基本姿勢

利用者が意識を失っているときは、舌が気道に落ち込んだり、嘔吐物がのどに詰まったりして窒息を起こす可能性がある。呼吸を妨げない体位をとらせることが大切。この体位を回復体位という。

【ポイント】
- ややうつ伏せに近い側臥位にする。
- 気道を確保するため、頭はやや後ろにする。
- 嘔吐しても自然に流れ出るように口元を床に向ける。

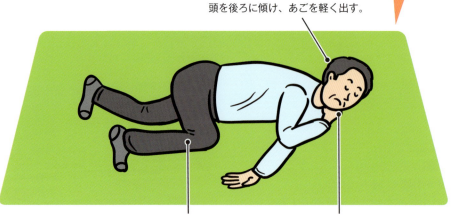

頭を後ろに傾け、あごを軽く出す。

上の足のひざを曲げ、お腹のほうに引き寄せるようにして姿勢を安定させる。

上にある腕のひじを曲げ、手を顔の下に入れる。

■対処法

異物を指でかき出す

片方の手で、利用者の口を開き、中の様子を見る。異物が見えるようであれば、もう一方の手の人差し指を口の中に差し入れ、指先で異物を引っかけるようにしてかき出す。

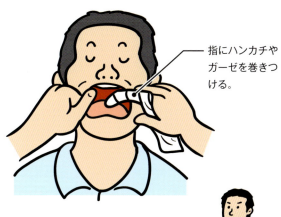

指にハンカチやガーゼを巻きつける。

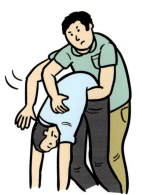

背部叩打法

利用者の背後にまわり、片手でお腹のあたりを支えることで利用者の頭部を下げさせる。その姿勢を保ちながら、もう一方の手（手のひら）で肩甲骨の間を強めにたたく。

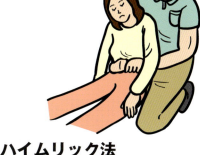

ハイムリック法

利用者の背後から両手を利用者の体にまわして抱える。組んだ手を上腹部にあて、手前上方に向かってすばやく突き上げる。利用者を立たせても、座らせたままでもできる。

※ただし、乳幼児や高齢者には決して行わないこと。

嚥下しにくい食品を避ける

嚥下の力が低下していて飲み込みが困難な人に対しては、食事内容に配慮が必要です。食品には、嚥下しやすいものと、嚥下しにくいものがあります。

ここでは、嚥下しにくいものを紹介します。これらの食材は、そのままの状態で提供することは避けたほうがいいでしょう。

ただし、やわらかく煮込む、片栗粉などでとろみをつけるなど調理方法を工夫することで飲み込みやすくなるものもあります。栄養バランスや好みを考えて、必要とあれば、ひと手間加えての提供を考えましょう。

* **口中でバラバラになり、まとまりにくいもの**
  とうもろこし・こんにゃく・かまぼこ・カステラ・ピーナッツ、ゆで卵（黄身）
* **さらさらした液体**
  お吸い物、スープ
* **粘膜にくっつきやすいもの**
  わかめ、のり
* **そのほか（硬いもの、酸味の強いものなど）**
  れんこん、ごぼう、酢の物

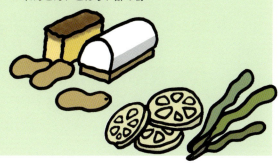

PART 7 感染予防と緊急処置

4 救命措置

▶ 心肺蘇生法を施すまでの流れ

利用者が意識を失って倒れたり、激しい痛みを訴えたりした場合は、すみやかに救急車を呼ぶようにします。ここでは、救急車が到着するまでに行う適切な応急処置を学んでいきます。

緊急時の適切な対応を学ぶ

ここでは、目の前で「利用者が倒れた」という緊急事態を想定し、その対処のしかたを説明します。

まず、利用者の状態を確認し、反応がなければすみやかに救急車を呼びます。AEDがあれば、それも手配します。主治医がいる場合は、主治医にも連絡をとり、指示を仰ぎましょう。

① 意識があるかを確認する
声をかけたり、体に触れたりして反応を見る。

大丈夫ですか？わかりますか？

何の応答も、反応もない！

② 反応がなければ救急車を呼ぶ

救急車を呼んでください！

AEDを持ってきてください！

③ 呼吸を確認する
利用者の顔に近づいて呼吸をチェックする。

胸とお腹の動きをよく見る。

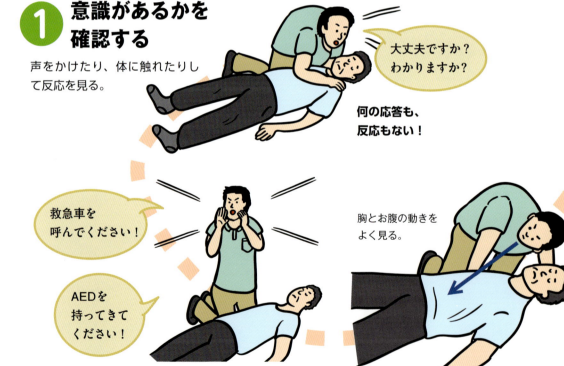

④ 気道を確保する

利用者の額に手をあてて、頭を押し下げる（❶）。そのまま下あごをそっと持ち上げる（❷）。

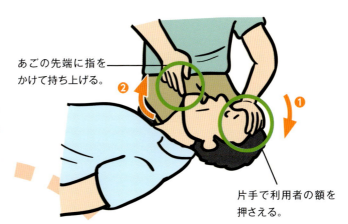

あごの先端に指をかけて持ち上げる。

片手で利用者の額を押さえる。

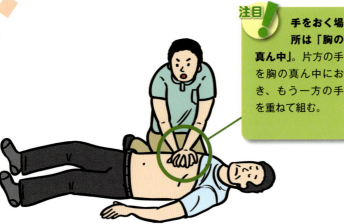

注目！ 手をおく場所は「胸の真ん中」。片方の手を胸の真ん中におき、もう一方の手を重ねて組む。

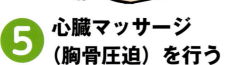

⑤ 心臓マッサージ（胸骨圧迫）を行う

- 両手を重ねて胸の上に置き、体重をかけて圧迫する。
- 1分間に100回以上の速さでリズミカルに押す。
- 胸が5cm程度沈むくらいの強さで押す。

注意 人工呼吸は無理して行わなくてもよい！

「人工呼吸を行わない場合の蘇生率と大差ない（2015 アメリカ心臓協会ガイドライン）」とのエビデンスもあることから、「やり方に不安がある」「抵抗がある」という場合は、胸骨圧迫のみで十分。

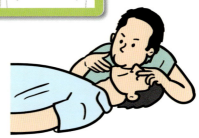

■人工呼吸を行う場合

気道を確保した状態で、鼻をつまみ、空気がもれないようにして利用者の口にゆっくり息を吹き込む。

- 息を吹き込んだときに胸が上がってくるのを視認。
- これを2回くり返す。
- 胸部圧迫30回と人工呼吸2回を絶え間なく続ける。

AEDがある場合、心臓マッサージ・人工呼吸に続けて使う

AED（自動体外式除細動器）は心室細動の際に機器が自動的に解析を行い、電気的なショック（除細動）を与え、心臓の動きを戻すことを試みる医療機器。音声ガイドと点滅ランプの指示に従って操作すれば、誰でも簡単に扱うことができる。AEDの設置場所などを日頃より確認しておくとよい。

骨粗しょう症の予防のカギ

　骨粗しょう症になると骨折しやすくなります。中でも、転倒によって大腿骨頸部（太ももの付け根部分）を骨折したり、背骨のひとつ（椎骨）がつぶれる圧迫骨折を起こしたりすると、日常生活に支障が生じ、介護が必要な状態になることがあります。

　骨粗しょう症にならないようにするためには、骨の主な材料となる**カルシウムの摂取**が必要不可欠。カルシウムを吸収するのに必要なビタミンDや、骨の形成を促すビタミンKも併せて摂ることが重要です。また、ビタミンDは紫外線によって活性化されるため、散歩などに出かけて**日光を浴びる**ことも意識しましょう。**適度な運動**も有効です。

■骨粗しょう症のサイン

- □ 背中や腰が曲がってきた
- □ 身長が縮んできた
- □ 立ち上がるときや重たいものを持つときなどに背中や腰が痛む

そもそも「骨粗しょう症」とは？

　古くなった骨が壊れる速度に対して、新しい骨をつくる速度が追いつかなくなると、骨がスカスカになりもろくなります。このような状態が「骨粗しょう症」です。

■骨粗しょう症の原因

●女性ホルモンとの関係
閉経により女性ホルモンの分泌が低下し、骨代謝を低下させることで起こるといわれている。男性よりも女性に多く発症する。

●栄養不足や運動不足
カルシウムやビタミンDの摂取不足や運動不足が原因となる。

●病気
動脈硬化や糖尿病などの生活習慣病が原因となる。

●薬の副作用
ステロイド剤などの長期服用によってなることもある。

PART

8

介護職員 としての心構え

ここでは、介護職員であれば、ぜひとも知っておいてほしい「ICF（国際生活機能分類）を活用した介護」と利用者・介護者双方の安全・安楽を守る方法を、しっかり学んでいきましょう。

1 ICF（国際生活機能分類）を活用した介護

PART 8　介護職員としての心構え

▶ 生活機能の向上を目指す

利用者にとって"よい介護"とは？　ここでは、2001年WHO（世界保健機関）で採択されたICF（国際生活機能分類）の視点を介護にいかすことを考えてみます。

1 利用者を多面的にとらえる

ICF（国際生活機能分類）では、生活機能を「心身機能・身体構造」「活動」「参加」の3つの枠組みでとらえることとし、これに「環境因子」「個人因子」「健康状態」の3つの枠組みも加え、多面的に利用者をとらえていきます。

各枠組みでは、次のような視点で利用者の情報を整理します。介護を提供する際には、相手をよく知ることが大切なのです。

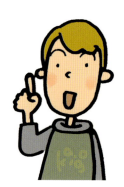

■ ICF（国際生活機能分類）モデル

健康状態
現在の病歴、既往歴、日常の健康状態、ストレスなど。
[例] 高血圧。
　　　脳梗塞（のうこうそく）後遺症あり。

生活機能

心身機能・身体構造（生命レベル）
利用者の心身機能の状態や身体構造の状態。
[例] 右上下肢に運動機能の障害がある。
　　　左下肢（かし）をひざ下から切断している。

活動（生活レベル）
利用者の日常生活動作（ADL）や手段的日常生活動作（IADL）など生活上の活動状況。
[例] 移動は車いすで行っている。
　　　排泄はポータブルトイレで行っている。

参加（人生レベル）
社会とのかかわりについての状況。ここでいう社会とは家族という小さな単位も含む。
[例] 主婦として家族を支えている。
　　　自治会長として活動している。

環境因子
利用者を取り巻く「物理的」「社会的」「人的」環境。
[例] 自宅の玄関に段差がある。
　　　介護保険制度を利用している。
　　　近隣住民が協力してくれる。

個人因子
利用者自身の性格、価値観、こだわり、生活歴、さまざまな人生体験など。
[例] 年齢75歳、自営業。
　　　妻との散歩が日課。

2 プラスの面をとらえる

各枠組みでは、障害を持っている部分やできないところ、うまくいっていないところに注目しがちですが、**よい部分もしっかりとらえておく必要があります。**

たとえば、「心身機能・身体構造」において右上下肢に麻痺があったとしても左の上下肢が健康であれば、活用が可能ではないかと考えられます。また「活動」についても、できないことばかりでなく、できることが何かをとらえておくことで自立支援に活用できます。

3 それぞれの関連性を意識する

各枠組みは相互に関連し合っています。たとえば、「心身機能」の状態がよくなれば「活動」状況もよくなり、社会への「参加」がさらに広がっていくかもしれません。また、「参加」がよくなることで意欲が増すと「活動」が活発になり、「心身機能」によい効果を表すという逆方向の影響もあるかもしれません。

この関連性に注目して支援をすることが大切です。

■循環イメージ

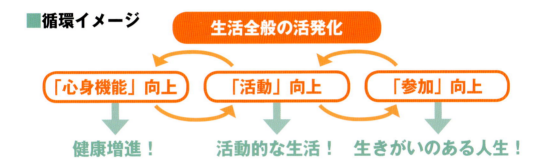

4 活動と参加に注目する

介護者の仕事は生活支援です。ICFでいうと、「心身機能・身体構造」「活動」「参加」の生活機能をよくすることといえます。とくに**介護者の専門性は、「活動」をよくして「参加」を向上させることにある**と考えられます。

そのためにも、まず利用者の「できること（持っている力）」をしっかり見極め、その力を十分に活用し生活できるようにしていきます。また、利用者が望む社会とのかかわりを通して、その人らしく生きられるようにしていくことで、自立を促す支援を実現できます。

介護者は、この2つに注目して介護を実践していくことが大切です。

5 環境因子と個人因子に注目する

「活動」をよくして「参加」を向上させるためには、**その人を取り巻く「環境因子」と「個人因子」にも着目**します。活動をよくしたり、参加を向上させたりすることを阻害する因子があれば、それらを見つけ出して改善し、促進につながる因子があれば、それらを見つけ出して活用します。

たとえば、車いすを使えば外に出られる力を持っているにもかかわらず、玄関に段差があってそれがかなわないようなケースでは、リフォームによって段差を解消するのか、外出を支援してくれる人を探すのか、などが考えられます。

6 健康状態に注目する

健康状態がダイレクトに利用者の生活に影響を与えることは明らかです。病気になると、「活動」は明らかに低下します。医療職とも連携をはかりながら、利用者の健康状態に常に目を配りましょう。

PART 8　介護職員としての心構え

2 利用者の安全・安楽を守る

▶ 利用者に苦痛を与えない

介護において、利用者の安全を守り、安楽を確保することは大切です。そのためにも、十分な知識を備えるとともに安心して任せられる介護技術を身につけていきましょう。

利用者の安全を守るために

利用者の安全は、①健康、②感染予防、③事故予防の 3 つに対して十分な対策をとっておくことによって守られます。介護者としての心構えを学んでいきます。

1 健康を守る

利用者の健康を守ることは介護者の大切な役割です。**日頃の観察を通して、利用者の微妙な変化も見逃さない**ようにしましょう。

観察の具体的方法のひとつにバイタルサインの測定があります。バイタルサインとは「生命兆候」とも訳され、「体温」「血圧」「脈拍」「呼吸」などのことを指します。介護職員にも認められているバイタルサインの測定方法（➡ P.174～175 参照）をしっかり身につけておきましょう。

[観察方法]

- **系統的観察**
  何を観察するか、あらかじめ決めて観察する。

- **直観的観察**
  「あれ？」「おや？」など、「いつもと違う」という気づきをきっかけに観察を始める。「いつもと違う」ことに気づくためには「いつも（平常）」をきちんと知っておくことが必要。

2 感染を予防する

利用者を感染から守ることも重要です。そのために必要なことを整理しておきます。

感染源をなくす！

洗浄や消毒をしっかり行い、感染源となる細菌やウイルスなどを減らす。

感染源を外にばらまかない！

感染源を持ち歩くのは介護者かもしれません。手についた感染源、自分がした咳やくしゃみの中にある感染源を拡散しないようにする。

入り口をふさいで中に入れない！

利用者の体の中に感染源が入らないように、入り口の清潔を確保する。口腔ケア（➡ P.146 参照）、陰部洗浄（➡ P.118 参照）など、確かな技術を身につける。

標準予防策で感染経路を断ち切る！

感染予防のための標準予防策（スタンダード・プリコーション）について理解し、正しい手指消毒、マスクの着用方法などを身につける（➡ P.170～参照）。

3 事故を予防する

「転倒」「転落」「誤嚥・誤飲」が、介護現場で多い事故のベスト3です。これらの事故は適切な見守りや環境整備、確かな介護技術により防ぐことができます。本書では、利用者の安全に配慮した介助方法を紹介しています。しっかりとした介護技術を身につけていきましょう。

一方で、**なぜ事故が起きるのか、その原因を明らかにして事故を未然に防ぐことも介護者の務めです。**

事故（アクシデント）の前には、それを起こす要因となる"ヒヤリハット"──ひやりとしたり、はっとしたりしたできごと（インシデント）があります。介護職についている者同士、それぞれが経験した"ヒヤリハット"を報告し合うことで、事故につながる要因を見つけ出すことにもつながります。

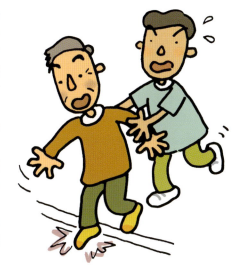

利用者の安楽を確保するために

安楽とは、安心できて苦痛がないことを意味します。利用者の安楽を確保するために大切な3つのポイントをあげていきましょう。

安心できる声かけ

利用者を介助するときは、必ず声かけをします。わかりやすい言葉でこれから何をするのかを伝えて了承を得てから行動に移すようにします。**これからすることがわかる、ということが利用者の安心**につながります。

「どうせ話してもわからない」と説明を省略することなく、利用者が認知症高齢者であっても、必ず声をかけて了承を得るようにしましょう。

安心できる雰囲気づくり

言葉と同時に発せられる介護者の雰囲気も重要です。**介護者の表情、声のトーン、身振り手振りなど、非言語的サインが利用者に大きな影響を与えます。**直接の言葉よりも非言語での情報のほうが伝達されやすいともいわれています。安心できる雰囲気をつくって利用者に接していくように心掛けましょう。

苦痛を与えない介助

介助方法が適切でないと利用者に苦痛を与えます。**身体的苦痛だけでなく精神的苦痛も与えないように配慮**しなければなりません。

基本的な介護技術をしっかり身につけると同時に、常に相手の立場に立って「苦痛がないか」ということを意識しながら介護することが求められます。

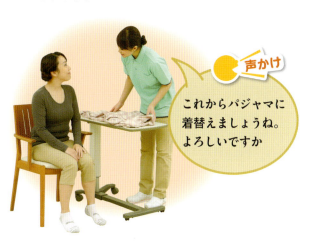

声かけ
これからパジャマに着替えましょうね。よろしいですか

PART 8　介護職員としての心構え

3 介護者の安全を確保する

▶ 身体面と精神面の安全管理

介護は、介護をする者（介護者）にさまざまな負担がかかります。そんな介護者の安全を守るためには、身体面と精神面の両面から安全管理を考えておくことが必要です。

身体的な面での安全管理

利用者を安全・安楽に介護するためにも、介護者自身の体を健康に保つことが必要です。質のよい睡眠を確保すること、腰痛を予防することなどを心掛けましょう。

睡眠不足を予防するために

施設に勤務する介護職員は早番、遅番、夜勤とシフト勤務している人が多く体調面での管理が必要です。とくに夜勤をすることによる睡眠パターンの変化が健康に大きく影響するといわれています。体を壊すことのないように留意しましょう。

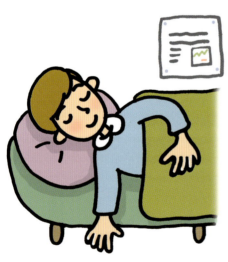

対策①　仮眠時間を確保する

長時間の夜勤では2時間程度の仮眠をとることが望ましいとされています。勤務の都合上難しい場合でも30分程度の仮眠はとるようにしましょう。夜勤前に仮眠をとってから行くこともよいとされています。

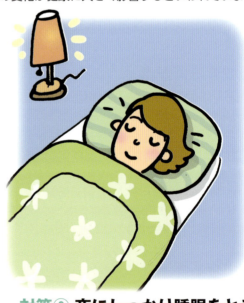

対策②　夜にしっかり睡眠をとる

昼間の睡眠は、本来の体のリズムの影響でぐっすり眠れないことが多く、また疲労を十分に回復することができないともいわれています。夜勤明けの昼間に無理して眠るよりも、普通に活動して夜ぐっすりと眠るほうがよいといわれています。

腰痛を予防するために

　車いすへの移乗介助、おむつ交換、排泄介助、入浴介助などで腰痛を発症することが多いと報告されています。利用者を抱えたり、体をひねったり、前屈の姿勢をとったりすることが、腰に負担をかけるため腰痛を引き起こす要因となっているのです。

　本書では、介護者の正しい姿勢、利用者の持つ力の活用、福祉用具の活用などを詳しく解説しています。しっかり身につけて腰痛予防に役立ててください。

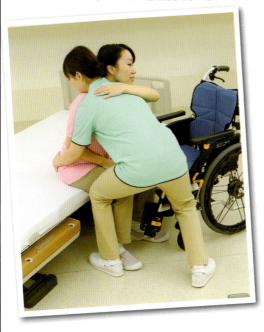

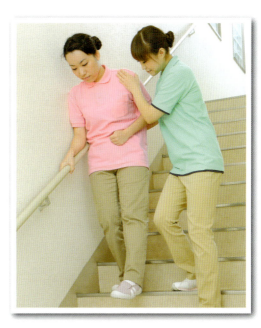

対策① 介助姿勢に気をつける

　支持基底面や重心の移動などを意識し、無理のない正しい姿勢で介助するようにします。
→ PART1 参照

対策② 利用者の力を活用する

　手すりなどにしっかりつかまって立っていてもらうなど、できることはしてもらうようにします。利用者の持っている力を活用することで、介護者の負担が軽減すると同時に、利用者の自立にもつながります。

対策③ 福祉用具を活用する

　トランスファーボードやスライディングシートなどの福祉用具を活用し、介護者の負荷を軽減します。

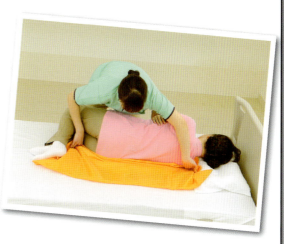

対策④ 複数の介護者で対応する

　車いすへの移乗などは、ひとりで対応せず複数の介護者で対応することも腰への負担軽減につながります。

精神的な面での安全管理

介護職のストレスによる心の不調は、本人の問題にとどまることなく、利用者に影響を及ぼす可能性も含まれているため、しっかりとした対応をとっておくことが大切です。

ストレスを軽減するために

介護者のストレス要因では、同僚との人間関係がトップにあげられているほか、利用者の介護拒否や抵抗、利用者やその家族からのクレームなどもあげられています。介護者のような対人援助職では、ほかの職種とは違うストレスがかかってきます。これらのストレスを上手に軽減して心の健康を保ちましょう。

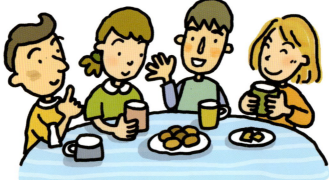

対策① 安心して相談できる人をつくる

困ったとき、つらくなったときに相談できる人をひとりでもいいのでつくっておくようにします。同僚や先輩には話しづらくても、職場と離れたところにいる人になら、気軽に話せるかもしれません。公的機関が実施している介護者のための相談窓口などを利用するのもよいでしょう。

対策② 問題を解決する力をつける

利用者とのコミュニケーションや介護方法がストレスになっている場合は、その問題を解決するための知識や技術を身につけることもひとつの方法です。

対策③ ストレス解消法を見つける

自分なりのストレス解消法を見つけます。親しい人との会話や食事、買い物や旅行などが多くの方のストレス解消法になっているようです。

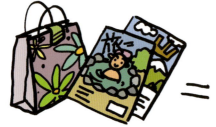

対策④ 「ストレスチェック」を受ける

労働安全衛生法改正により、各職場で「ストレスチェック」の実施が事業者に義務付けられることとなりました。常時雇用されている介護職員は誰でも受けることができます。その結果は、本人だけに通知されるようにすることも可能ですし、一定の要件に該当すれば医師による面接も受けられます。

※労働安全衛生法改正により、ストレスチェックの義務化は平成27年12月より施行されています。

引用文献　独立行政法人労働安全衛生総合研究所「介護者のための安全衛生マニュアル」2013年3月

燃え尽きてしまわないために

　介護の現場は、「人手不足」「低賃金」「心身に負担が大きい」などといわれ、離職する人が多いのも現実です。せっかく介護という仕事を選んで頑張ってきたのに、**いつの間にか仕事に誇りを持てなくなってしまったり、やりがいをなくしてしまったりといった「バーンアウト（燃え尽き症候群）」**になってしまう人も少なくありません。

　職場環境の改善は急いで行われなければなりませんが、働く人たちにもできることがあります。バーンアウトを防ぐ方法を心に留めて、生き生きと仕事に取り組んでください。

対策① なぜ介護職についたのか原点に返って考える

　業務に追われて日々忙しくしていると、「いったい毎日、何をやっているのだろう？　何のために働いているのだろう？」と自分を見失いかけてしまうこともあるでしょう。

　そのようなときは、介護職につこうと思い立ったときのことを思い出しましょう。かつての自分が目指していたものを冷静になって振り返り、自分を取り戻してください。

対策② 目指すものを明確にし仲間をつくる

　「今いる現場をもっとよくしたい」「新たに○○に取り組んでみたい」など、実現可能な「夢」を見つけ出すことです。そして、それをやり遂げるために、職場の内外を問わず、同じ目標を持つ者同士で仲間をつくりましょう。志を同じくする仲間たちとの交流が刺激となり、エネルギーが湧いてきます。

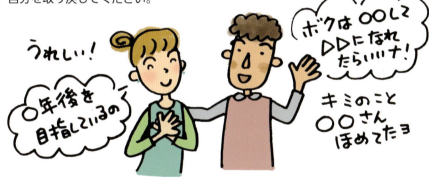

対策③ 適切な評価を受ける機会をつくり認めてもらう

　自分が行っていることが正しいのか、客観的に評価をしてもらえる場が職場の中にないことが多いのも介護業界の現実です。できるだけ外の講習会やセミナーなどに参加して、自分の知識や技術を評価してもらいましょう。

　また、知識・技術だけでなく、頑張りをほめてもらうことも大切です。認めてもらうことで自信を持つ体験をしましょう。

対策④ 自身のキャリアアップを目指し計画を立てる

　介護職員としてどのようにキャリアアップしていくか、将来に向けての計画を立てましょう（キャリアデザインという）。「○年後には介護福祉士の資格をとり、その△年後には介護支援専門員資格をとり、さらには認定介護福祉士を目指す」というように、できるだけ具体的に計画します。

　このとき大切なのが、資格をとることだけを目標とするのではなく、資格をとって何をするかまで明確にしておくことです。数年後の自分の姿を思い浮かべながら、それに向かって仕事をしましょう。

PART 8　介護職員としての心構え

4 コミュニケーションとしての声かけ

▶ 利用者と良好な関係を築くために

介護において、声かけは必要不可欠な要素です。適切なタイミングで、最適な言葉を選んで声かけをすることで、利用者の心をほぐし、信頼関係を築くことにつながります。

コミュニケーション術の7原則

介護職のような対人援助にかかわる職種では、**コミュニケーションをとる際の行動規範として「バイステックの7原則」の活用が求められます**。これは、アメリカの社会福祉学者フェリックス・P・バイステックが定義した相談援助技術の基本です。

この原則にそって、利用者との関係においてどのように行動すべきかを考えてみます。

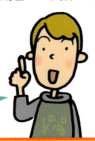

介護では2と3がカギ！相手の気持ちを引き出して自分の気持ちはコントロール

1 個別化
利用者は、**一人ひとり違うことを認識し**、介護の必要度はもちろん、性格や価値観なども個性としてとらえる。

2 意図的な感情表出
利用者の感情表現を大切にする。利用者が自身の感情を自由に気兼ねなく表現できるようにする。

3 統制された情緒的関与
介護者は利用者の感情に対し、**自身の感情をコントロール**してかかわる。自己覚知（自身の感情を自覚する）が必要。

4 受容
利用者の態度や言動に対し、感情的に「よい・悪い」で判断する前に、**あるがままを受け入れる**ようにする。

5 非審判的態度
どのようなときも、利用者を**一方的に非難することはしない**ようにする。介護者は審判する立場にないことを認識する。

6 自己決定
物事に対し、**利用者本人が決める**ように促し、決定したことを尊重するようにする。もちろん客観的かつ冷静な判断は必要。

7 秘密保持
利用者と密接にかかわるため、プライバシーに関する情報を見聞きすることもあるが、**決して秘密は漏らさない**。信頼関係にかかわる。

困ったときの声かけ

　困ったときほど、感情的にならないように心掛けます。「バイステックの7原則」を思い出し、現場での声かけにいかしましょう。

Case1
寝ている姿勢を変えようとしたら、「痛いからイヤ」と拒否されてしまった！

よくある声かけ	こう言い換える
「はいはい、そんなこと言わないで。すぐに終わらせますからね」	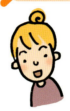「痛いですか。申し訳ありません。でも、動かさないでいると床ずれができてしまいます。できるだけ痛くないように動かしますから、協力していただけますか」
痛みを訴えている利用者にとっては、自分の訴えを軽く流されているようにも感じられ、人によっては心を閉ざしてしまうかもしれません。	利用者の気持ちに共感したうえで、「床ずれができないようにするため」と目的をはっきり伝えています。同意を得るのに効果的な言い方でしょう。

Case2
トイレに連れて行く介助の途中で、失禁させてしまった！

よくある声かけ	こう言い換える
「うわっ……あ、大丈夫ですよ。でも、次はもう少し早く言ってくださいね」	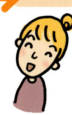「急なことでびっくりしましたね。よくあることですから、大丈夫ですよ。シャワーを浴びてさっぱりしましょうか」
思わず出てしまった言葉だとしても「うわっ」という反応は、利用者をひどく傷つけます。日頃から、心づもりしておくことが大切です。	失禁のような失敗は、恥ずかしさを伴うデリケートな問題です。「大したことではない」ということが伝わるような声かけを心掛けましょう。

Case3
入浴の時間になっても、なかなかお風呂に入ろうとしてくれない！

よくある声かけ	こう言い換える
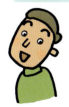「後まわしにするともっと面倒になっちゃいますよ。急ぎましょうね」	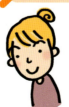「どうされましたか。今は入りたくないご気分ですか。体調が悪くなければ、お風呂に入ると体が温まって気持ちもよくなりますよ。入りたくなったら声をかけてくださいね」
利用者の気分やペースを無視した対応となってしまっています。利用者としては自身を否定されたように感じて不愉快に思うかもしれません。	まずは利用者の体調を確認し、気分的な理由だけであれば、相手のペースを尊重しつつ、入ると気持ちがいいことを伝えて意欲を刺激してあげましょう。

●著者紹介

北田 信一（きただ しんいち）

看護師。介護支援専門員。
東京都立大塚看護専門学校卒業。精神科病院病棟看護師長、看護専門学校専任教員、介護福祉士養成施設専任教員（教務課長）を経て現在、株式会社PAO代表取締役。認知症対応型グループホームPAO経堂、デイサービスPAOすがもを運営する。
教員時代より日本社会事業大学介護技術講習会主任指導者を務めるなど、介護技術教育にかかわる。現在も介護職員実務者研修、介護福祉士国家試験受験対策講座、介護支援専門員受験対策講座、実務者研修教員講習会、認知症サポーターステップアップ研修など、多くの研修で講師を務める。また、多数の介護事業所の職員研修の企画や講師も務めている。

●協力

森 祐子（もり ゆうこ）

介護福祉士。
特別養護老人ホーム介護職員、介護福祉士養成施設教員助手を経て、現在、認知症対応型グループホームPAO経堂管理者。日本社会事業大学介護技術講習会指導者も務めた。

● STAFF

本文デザイン・DTP … チャダル108／Studio Porto
イラスト ……………… 平松 慶／チャダル108
撮影 …………………… 前川 健彦／嶋田 圭一
撮影協力 ……………… デイサービスPAOすがも
　　　　　　　　　　　／株式会社エスティサービス
モデル ………………… 村山真樹子／伊藤摩耶／花形大輔
編集協力 ……………… パケット／千葉 淳子

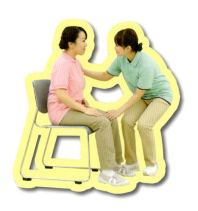

目で見てわかる 最新介護術

著　者　北田信一
発行者　深見公子
発行所　成美堂出版
　　　　〒162-8445　東京都新宿区新小川町1-7
　　　　電話(03)5206-8151　FAX(03)5206-8159
印　刷　株式会社フクイン

©SEIBIDO SHUPPAN 2016　PRINTED IN JAPAN
ISBN978-4-415-32151-6
落丁・乱丁などの不良本はお取り替えします
定価はカバーに表示してあります

・本書および本書の付属物を無断で複写、複製（コピー）、引用することは著作権法上での例外を除き禁じられています。また代行業者等の第三者に依頼してスキャンやデジタル化することは、たとえ個人や家庭内の利用であっても一切認められておりません。